JN039183

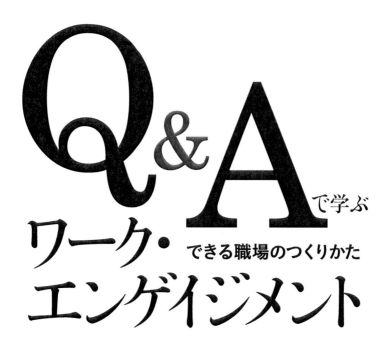

Q&Aで学ぶ
で学ぶ

ワーク・
できる職場のつくりかた

エンゲイジメント

編集代表　**島津明人**

編集　市川佳居・江口 尚・大塚泰正・種市康太郎・
西 大輔・錦戸典子・原雄二郎・平松利麻

x

ψ金剛出版

まえがき

　健康でいきいきと働く「ワーク・エンゲイジメント」という考え方について，日本で最初にまとまった書籍が出版されたのは，6年前の2012年でした。これまでに，以下の3冊の書籍が刊行され，ワーク・エンゲイジメントの考え方の普及を後押ししてきました。

　1冊目は，『ワーク・エンゲイジメント入門』（星和書店）で，2012年11月に刊行されました。この入門書は，ワーク・エンゲイジメントの概念を学術的な観点から整理したシャウフェリ教授と心理学のジャーナリストであるダイクストラ氏によってオランダ語で書かれたものを日本語に訳したものでした。この本は，ワーク・エンゲイジメントの考え方とエンゲイジメントの向上に向けた対策について，日本語で体系的に紹介した初めての本です。

　2冊目は，『ワーク・エンゲイジメント──基本理論と研究のためのハンドブック』（星和書店）で，2014年3月に刊行されました。この本は，サブタイトルにもあるように，ワーク・エンゲイジメントについての理解を深め，研究に携わりたい大学院生や研究者に向けた本です。こちらも，英語で書かれた『*Work Engagement : A Handbook of Essential Theory and Research*』を，日本語に訳したものでした。

　3冊目は，『ワーク・エンゲイジメント──ポジティブメンタルヘルスで活力ある毎日を』（労働調査会）で，2014年7月に刊行されました。この本は，日本人の読者のために，日本の就業状況をふまえた内容を，日本語でわかりやすく解説したものです。この本の出版後，わが国において，ワーク・エンゲイジメントの考え方が，広く知られるようになりました。

　3冊目の著書が刊行された2014年以降，わが国では，働き方改革や健康経営などに代表されるように，働き方，健康，ポジティブメンタルヘルス，生

産性といったキーワードに一段と注目が集まるようになりました。たとえば，2015年に設立された「日本健康会議」では，経済団体，自治体，医療団体などが連携しながら，従業員の健康への投資を経営の一環として推進することを目指しています。また，日本再興戦略においても「健康経営」の推進が重点課題とされています。特に，経済産業省が中心となって2016年度から開始した「健康経営優良法人認定制度」では，認定基準のひとつに「ワーク・エンゲイジメント」が含まれています。これらの動きは，労働者の健康を重要な経営資源と位置づけ，経営戦略の一部として労働者の健康支援に取り組む動きを反映したものと言えるでしょう。

　研究面においても，ワーク・エンゲイジメントに関する研究数は，飛躍的に増加しています。心理学研究に関する最大のデータベースPsycINFOを使って，Work Engagementを含む研究を検索したところ（2018年9月24日），ワーク・エンゲイジメントの測定尺度（Schaufeli, Salanova, González-Romá et al., 2002）が紹介された2002年には9件の研究しかありませんでしたが，2017年には381件と約42倍に増えています。

　このように，健康でいきいきと働く「ワーク・エンゲイジメント」に関して，心理学の研究者だけでなく，心理学以外の研究者，企業の産業保健・経営・人事労務に関わる方，政策に関わる方など，さまざまな領域の方が関心を寄せるようになりました。これに伴い，私たちの所にも，ワーク・エンゲイジメントに関する研究やワーク・エンゲイジメントを高めるための方策について，たくさんの質問をいただくようになりました。

　このような背景を受け，ワーク・エンゲイジメントに関して現時点でわかっていることを，Q&A形式でわかりやすく解説したのが本書『Q&Aで学ぶワーク・エンゲイジメント』です。本書は，以下の2部から構成されています。

　第Ⅰ部では，職場のポジティブメンタルヘルスの背景やワーク・エンゲイジメントの考え方，基本的な研究について，その概要を解説しています。ワー

ク・エンゲイジメントについて，その概要を俯瞰的に知るには，第Ⅰ部を最初に読むことをお勧めします。

第Ⅱ部では，実践編として，ワーク・エンゲイジメントに関する研究と，それを高めるための方法について，Q&A形式で解説しています。ワーク・エンゲイジメントの考え方を知った上で，ワーク・エンゲイジメント向上の具体的な取り組みを学んでいけるように全部で67個のQ&Aが配置されています。それぞれのQ&Aは，2～3ページで収められていますので，気軽に読むことができます。また，随所にワーク・エンゲイジメントに関するコラムも配置されており，ワーク・エンゲイジメントについての視野を広めることができます。

本書は，ワーク・エンゲイジメントに限らず，健康でいきいきと働くことに関心のある研究者や大学院生のほか，企業の経営者，人材開発や組織開発の担当者，人事労務担当者，職場の管理職，産業保健スタッフ，政策担当者，そして，一般の従業員の方々も読者として想定しています。そのため，専門用語はできるだけ少なくし，わかりやすい表現に努めました。本書が，一人ひとりが健康でいきいきと働くための，そして，組織全体がいきいきとするためのヒントとなれば幸いです。

本書の企画と出版に際しては，金剛出版編集部の藤井裕二様，浦和由希様に大変お世話になりました。本書は，多数の研究者・実務家のみなさまにQ&Aの執筆を依頼していることから，編集作業も大変だったことと思います。この場をお借りして，改めて御礼申し上げます。

編者を代表して
島津明人

●文献

Schaufeli WB, Salanova M, González-Romá V et al. (2002) The measurement of engagement and burnout : A two sample confirmative analytic approach. J Happiness Stud 3 ; 71-92.

Q & A で学ぶ
ワーク・エンゲイジメント

CONTENTS

第4章 ワーク・エンゲイジメントはここでも役立つ！ ·········· 167

コラム

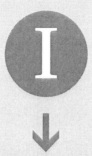

I

入門編

ワーク・
エンゲイジメント
の基礎知識

はじめに知っておきたい7つのポイント

島津明人

I　ワーク・エンゲイジメントが注目されるようになった背景

　近年,「職場のポジティブメンタルヘルス」が, ますます重視されています。国際連合(国連：United Nations, HP)による持続可能な開発目標では,「3. すべての人に健康と福祉を」「8. 働きがいも経済成長も」に見られるように, 健康, 働きがい, 経済成長は世界共通の開発目標に位置づけられています。また, 世界保健機関(WHO, HP)は, 2017年の世界メンタルヘルスデーのテーマとして「職場のメンタルヘルス」を取り上げ, 経営者や管理職は, 健康の増進と生産性の向上に関わる必要があると述べています。

　一方, わが国では, 日本再興戦略において健康経営*の推進が重点化されるなど, 経営戦略の一部として労働者の健康支援に取り組む動きが加速しています。その他, 働き方改革, 治療と仕事の両立支援, 仕事と子育て・介護との両立支援, 高齢者や女性の就労促進などの動きが活発化しており, 多様な人材が「いきいきと働く」ことができる環境整備が, これまで以上に求められるようになりました。

　これらの変化は, 職場のメンタルヘルス活動において, 精神的不調への対応やその予防にとどまらず, 組織や個人の活性化を視野に入れた対策を行うことが, 広い意味での労働者の「こころの健康」を支援する上で重要になってきたことを意味しています。

　心理学や産業保健心理学では2000年前後から, 人間の持つ強みやパフォーマンスなどポジティブな要因にも注目する動きが出始めました。このような動きの中で新しく提唱された考え方のひとつが, ワーク・エンゲイジメント(Work Engagement)(Schaufeli, Salanova, González-Romá et al., 2002)です。ワー

ク・エンゲイジメントは，健康増進と生産性向上の両立に向けたキーワードとして，近年，特に注目されるようになっています。

Ⅱ　ワーク・エンゲイジメントとは

　ワーク・エンゲイジメントとは「仕事に誇りややりがいを感じている」（熱意），「仕事に熱心に取り組んでいる」（没頭），「仕事から活力を得ていきいきとしている」（活力）の3つがそろった状態であり，バーンアウト（燃え尽き）の対概念として位置づけられています。バーンアウトした従業員は，疲弊し仕事への熱意が低下しているのに対して，ワーク・エンゲイジメントの高い従業員は，心身の健康が良好で，生産性も高いことがわかっています（島津，2014）。

　ワーク・エンゲイジメントに注目したメンタルヘルス対策を検討する際，関係する他の考え方と区別する必要があります（図1）。そのひとつがワーカホリズムです。ワーカホリズムは，活動水準が高く，仕事に多くのエネルギーを注いでいる点で，ワーク・エンゲイジメントと共通しています。ところが，

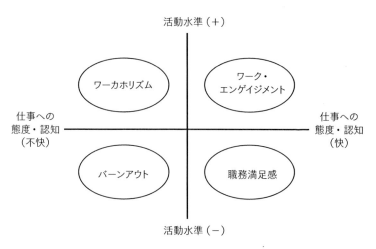

図1　ワーク・エンゲイジメントと関連する概念

ワーカホリックな人は「強迫的に」働くのに対して，ワーク・エンゲイジメントの高い人は「楽しんで」働きます。つまり，ワーカホリズムは仕事への態度が否定的であるところが，ワーク・エンゲイジメントと異なっています。

　両者の違いは，仕事に対する動機づけの違いによっても説明できます。ワーク・エンゲイジメントの高い人は，仕事が楽しく，仕事にやりがいを感じ，その仕事が重要だと思い，もっと仕事をしたい（I want to work）と考えていることから，仕事に多くのエネルギーを費やしています。ところが，ワーカホリックな人は完璧主義で，周りからの期待以上の成果を常に出そうと思っているため，仕事のことが頭から離れません。また，職場から離れると罪悪感を覚え，不安で落ち着きません。つまり，罪悪感や不安を避けるために，仕事をせざるをえない（I have to work）と考え，リラックスするために仕事に多くのエネルギーを費やしているのです。言い換えると，ワーク・エンゲイジメントの高い人は「夢中型の努力」によって，ワーカホリックな人は「我慢型の努力」で特徴づけられていると言えます。

　その他，フロー，職務満足感，ワーク・モチベーション，仕事におけるwell-beingなどの類似概念もありますが，これらの詳細については，第II部第1章［1−「働くこと」の基本をおさえる］をご参照下さい。

III　ワーク・エンゲイジメントが高いと？

　これまでの研究では，ワーク・エンゲイジメントと健康，仕事・組織に対する態度，パフォーマンスなどとの関連が検討されています。①健康に関しては，ワーク・エンゲイジメントが高い人は，心身の健康が良好で睡眠の質が高いこと，②仕事・組織に対する態度では，職務満足感や組織への愛着が高く，離転職の意思や疾病休業の頻度が低いこと，③パフォーマンスでは，自己啓発学習への動機づけや創造性が高く，役割行動や役割以外の行動を積極的に行い，部下への適切なリーダーシップ行動が多いこと，などがわかっています。このように，ワーク・エンゲイジメントが高い人は，心身ともに健康で，仕事や組織に積極的に関わり，良好なパフォーマンスを有していると言えます（島津，2014）。

個々の側面がもたらす影響やその背後にあるメカニズムの詳細については，第Ⅱ部第1章［2－「働くひと」への影響］をご参照下さい。

Ⅳ　ワーク・エンゲイジメントを高める要因は？

　ワーク・エンゲイジメントを高める活動をスムーズに展開するには，関係者が共通の目標と考え方の枠組みを持つことが重要です。共通する枠組みのひとつに，ワーク・エンゲイジメントを鍵概念とする「仕事の要求度－資源モデル」（図2：Schaufeli & Bakker, 2014）があります。

　仕事の要求度－資源モデルは，「動機づけプロセス」と「健康障害プロセス」の2つのプロセスから構成されます。動機づけプロセスは，仕事の資源／個人の資源→ワーク・エンゲイジメント→健康・組織アウトカムの流れを，健康障害プロセスは，仕事の要求度（仕事のストレッサー）→ストレス反応（バーンアウト）→健康・組織アウトカムの流れを指します。

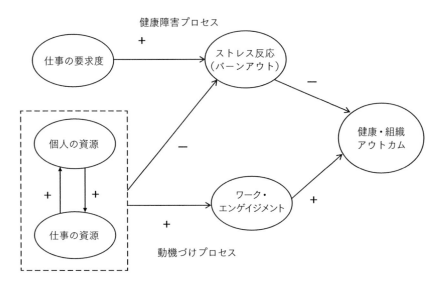

図2　仕事の要求度－資源モデル（島津（2014）p.59 図17をもとに作成）

従来のメンタルヘルス対策では，「健康障害プロセス」に注目し，仕事の要求度によって生じたストレス反応（バーンアウト）を低減させ，健康障害を防ぐことに専念していました。しかし，いきいきとした職場づくりでは，2つのプロセスの出発点である「仕事の要求度」の低減と「仕事の資源」の向上に注目します。このうち，仕事の資源は，ワーク・エンゲイジメントの向上だけでなく，ストレス反応（バーンアウト）の低減にもつながることから，仕事の資源の充実と強化が，いきいきとした職場づくりでは特に重要になります。

　仕事の要求度－資源モデル，仕事の資源，個人の資源の詳細については，第Ⅱ部第1章［3－ワーク・エンゲイジメントの理念］をご参照下さい。

V　ワーク・エンゲイジメントの測定

　ワーク・エンゲイジメントの測定は，主に質問紙を用いて行われています。これまでに信頼性・妥当性の確認されている質問紙（尺度）は3種類あります。その中で，最も広く使用されているのが，ユトレヒト・ワーク・エンゲイジメント尺度（Utrecht Work Engagement Scale : UWES）（Schaufeli et al., 2002 ; Schaufeli & Bakker, 2003, 2010）です。UWESは，オランダ・ユトレヒト大学のシャウフェリらによって開発された尺度であり，彼らが想定している3つの下位因子（活力，熱意，没頭）を17項目で測定することができます。これまでに，オランダ語（Schaufeli et al., 2002 ; Schaufeli & Bakker, 2003）や日本語（Shimazu, Schaufeli, Kosugi et al., 2008）をはじめとして30言語で標準化または使用され，いずれの言語においても，良好な信頼性・妥当性が確認されています。UWESには，各因子を3項目ずつ，合計9項目によって測定できる短縮版（Schaufeli, Bakker & Salanova, 2006），合計3項目によって測定できる超短縮版（Schaufeli, Shimazu, Hakanen et al., 2017）も開発されています。しかし，質問紙によってポジティブな態度や感情を測定する際，日本人ではこれらの態度や感情の表出を抑制する傾向があることから（Iwata, Roberts & Kawakami, 1995 ; Shimazu, Schaufeli, Miyanaka et al., 2010），質問紙以外の手法で測定する試みも行われています。

　ワーク・エンゲイジメントの測定と評価の詳細については，第Ⅱ部第1章

[4 - あなたの職場, ほんとうに「健康」?] をご参照下さい。

VI　ワーク・エンゲイジメントを高める方法は？

　ワーク・エンゲイジメントを高めるには, 関係者がその方策について共通の枠組みを持つことが重要です。先述した「仕事の要求度 - 資源モデル」(図2) は, ワーク・エンゲイジメントを基軸として, 健康と組織のアウトカムに良い影響を及ぼすことが示されていることから, 産業保健と経営とが協調して活動する際の良いガイドとなります。

　実際に, ワーク・エンゲイジメントを高めるための対策を職場で展開するには, 活動に対する経営層の理解を得ることが最初のステップとなります。その際, ワーク・エンゲイジメントを高めることのメリットや好事例について紹介することで, 経営層の理解と協力が一段と得られやすくなります (第Ⅱ部第2章 [1 - 経営層にプレゼンしよう!])。

　次に, 関連する部門が連携しながら, ワーク・エンゲイジメントを高める対策を計画します。「健康でいきいき働く」ことを目的とするため, 産業保健部門, 経営および人事労務部門, 労働組合など関係部門が緊密に連携することが必要です。連携のコツについては, 第Ⅱ部第2章 [2 - 人事労務管理にもどんどん使おう!] [3 - 産業保健スタッフや関係部署と連携しよう!] をご参照下さい。ここで紹介された方法は, 人事労務管理に限らず, 組織開発や人材開発にも共通する内容であることを強調したいと思います。

　これらの基盤が整った上で, 実際の対策を行います。ここでは, ワーク・エンゲイジメントを高める2つの資源, すなわち, 仕事の資源と個人の資源の向上に焦点を当てた対策を行うことになります。対策の進め方には, 組織に向けたアプローチと個人に向けたアプローチがありますので, それぞれのアプローチを職場の状況やニーズに合わせて組み合わせて実施すると良いでしょう (第Ⅱ部第3章 [1 - みんなで一緒に取り組もう!] [2 - 一人ひとりに働きかけよう!])。

VII　これからの課題

　これまでワーク・エンゲイジメントの向上を含む職場の（ポジティブ）メンタルヘルス対策は，スタッフが充実した大企業を中心として行われてきました。しかし，日本の事業所の99%以上は中小企業が占めており，中小企業での対策が進まないと日本全体が健康でいきいきと働くことにはつながりません。これからの課題のひとつは，中小企業における普及啓発と言えるでしょう（第Ⅱ部第4章［1－中小企業でもできる！］）。

　もうひとつの課題は，働くすべての人のワーク・エンゲイジメントをいかに高めるか，にあります。ワーク・エンゲイジメントは，すでに元気な従業員がさらに元気になることだけではありません。障がいの有無にかかわらず，その人なりに仕事の意義を見つけていきいきと働くことこそワーク・エンゲイジメントなのです。本書では，精神障がい者のワーク・エンゲイジメント（Q-64, 65），メンタルヘルス不調からの復職におけるリワークプログラム（Q-66），治療と仕事の両立支援（Q-67）についても取り上げています。このように，多様な背景を持った人々のワーク・エンゲイジメントを高め，人材定着につなげる視点が，今後ますます必要となるでしょう（第Ⅱ部第4章［2－今よりもっと働きやすく！］）。

●注
＊「健康経営」はNPO法人健康経営研究会の登録商標です。

●文献

Iwata N, Roberts CR & Kawakami N (1995) Japan-U.S. comparison of responses to depression scale items among adult workers. Psychiatry Res 58-3；237-245.

Schaufeli WB & Bakker AB (2003) UWES－Utrecht Work Engagement Scale：Test Manual. Utrecht University, Department of Psychology. (http://www.wilmarschaufeli.nl/ [2018年9月24日閲覧])

Schaufeli WB & Bakker AB (2010) Defining and measuring work engagement：Bringing clarity to the concept. In：AB Bakker & MP Leiter (Eds.) Work Engagement：Recent Developments in Theory and Research. New York：Psychology Press, pp.10-24.

Schaufeli WB & Bakker AB (2014) Job demands, job resources, and their relationship with burnout and engagement：A multi-sample study. J Organ Behav, 25-3；293-315.

Schaufeli WB, Bakker AB & Salanova M (2006) The measurement of work engagement with a short questionnaire : A cross-national study. Educ Psychol Meas 66-4 ; 701-716.

Schaufeli WB, Salanova M, González-Romá V et al. (2002) The measurement of engagement and burnout : A two sample confirmative analytic approach. J Happiness Stud 3 ; 71-92.

Schaufeli WB, Shimazu A, Hakanen J et al. (2017) An ultra-short measure for work engagement : The UWES-3. Validation across five countries. Eur J Psychol Assess. Advance online publication. (http://dx.doi.org/10.1027/1015-5759/a000430)

島津明人 (2014) ワーク・エンゲイジメント——ポジティブ・メンタルヘルスで活力ある毎日を. 労働調査会.

Shimazu A, Schaufeli WB, Kosugi S et al. (2008) Work engagement in Japan : Validation of the Japanese version of Utrecht Work Engagement Scale. Applied Psychology : An International Review 57 ; 510-523.

Shimazu A, Schaufeli WB, Miyanaka M et al. (2010) Why Japanese workers show low work engagement? An item response theory analysis of the Utrecht Work Engagement Scale. Biopsychosoc Med 4 ;17.

United Nations. Sustainable development knowledge platform. (https://sustainabledevelopment. un.org/sdgs [2018年9月24日閲覧])

World Health Organization. World Mental Health Day 2017 : Mental health in the workplace (http://www.who.int/mental_health/world-mental-health-day/2017/en/ [2018年9月24日閲覧])

実践編

Q&A

いざというとき役に立つ
67
のヒント集

1

ワーク・エンゲイジメント
とはなんだろう?

II
Q&A

第1章

WEとはなんだろう?

第2章

WEを取り入れよう!

第3章

WEを高める方法

第4章

WEはここでも役立つ!

Q-1

ワーク・エンゲイジメントとワーカホリズムは, どちらも熱心に仕事をすることを指すと思うのですが, どこが違うのですか?

島津明人

Answer

　ワーク・エンゲイジメント（WE）は, 仕事に価値を見出し, その仕事に積極的に打ち込み, その仕事から活力を得ている点に特徴があります。他方, ワーカホリズムは「過度に一生懸命に強迫的に働く」点に特徴があります（Schaufeli et al., 2009）。両者の特徴を比べると, 活動水準が高く, 仕事に多くのエネルギーと時間を注いでいる点で, 両者は共通しています。ところが, WEは「楽しんで」働くのに対して, ワーカホリズムは「強迫的に」働く点が異なります。つまりWEは, 仕事への態度が肯定的であるところが, ワーカホリズムと異なっているのです。

　これらの異同を図示したのが右の図です。図には, WEに関連する概念として, ワーカホリズムのほか, バーンアウトと職務満足感も取り上げ, それぞれの関係を「活動水準」と「仕事への態度・認知」の2軸で分類しています。上述した特徴の異同から, WEは右上に, ワーカホリズムは左上に位置していることがわかります。

　両者の違いは, 仕事に対する動機づけの違いでも説明できます（Schaufeli et al., 2009）。WEの高い人は, 仕事が楽しく, 仕事にやりがいを感じ, その仕事が重要だと思い, もっと仕事をしたい（I want to work）と考えています。ところが, ワーカホリックな人は, 完璧主義で, 周りからの期待以上の成果を常に出そうと思っているため, 常に仕事のことが頭から離れません。また, 職場から離れると罪悪感を覚え, 不安で落ち着きません。つまり, 罪悪感や不安を避けるために, 仕事をせざるをえない（I have to work）と考え, リラックスするために仕事をしているのです。言いかえると, WEは「夢中型の努力」で, ワーカホリズムは「我慢型の努力」で特徴づけられていると言えるでしょう。

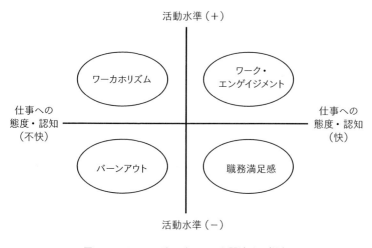

図　ワーク・エンゲイジメントと関連する概念

　　両者の違いは，私たちの健康や職業生活にも異なる影響を与えています。筆者らの研究（Shimazu et al., 2012, 2015）では，ベースラインでのWEは，半年後・2年後の望ましい結果（心理的・身体的ストレス反応の低下，職務満足感・家庭生活満足感の上昇，仕事のパフォーマンスの上昇）につながるのに対して，ワーカホリズムは半年後・2年後の望ましくない結果（心理的・身体的ストレス反応の上昇，職務満足感・家庭生活満足感の低下）につながることがわかっています。

●文献

Schaufeli WB, Shimazu A & Taris TW (2009) Being driven to work excessively hard : The evaluation of a two-factor measure of workaholism in The Netherlands and Japan, Cross-Cult. Res 43 ; 320-348.

Shimazu A, Schaufeli WB, Kubota K, et al. (2012) Do workaholism and work engagement predict employee well-being and performance in opposite directions? Industrial Health 50 ; 316-321.

Shimazu A, Schaufeli WB, Kamiyama K et al. (2015) Workaholism vs. work engagement : The two different predictors of future well-being and performance. International Int J Behav Med 22 ; 18-23.

II
Q&A

第1章

WEとはなんだろう？

第2章

WEを取り入れよう！

第3章

WEを高める方法

第4章

WEはここでも役立つ！

Q-2 ワーク・エンゲイジメントとバーンアウト（燃え尽き症候群）との関係を教えてください。

外山浩之

Answer

I　概念的な位置づけ

　ワーク・エンゲイジメント（WE）とバーンアウトとの関係については，主に2つの視点があります。1つは，WEとバーンアウトが単一の次元に存在する対極的な概念であると考える視点です（Bakker et al., 2014）。すなわち，WEが高い状態はバーンアウトが低い状態を，逆にバーンアウトが高い状態はWEが低い状態を示すというように両者を1つの直線上で捉えるのです。したがって，両者はマスラック・バーンアウト尺度など単一の尺度を用いてアセスメントすることができると考えられています。

　もうひとつの視点は，WEとバーンアウトがそれぞれ異なる次元に存在する別個の概念であるとする視点です（Bakker et al., 2014）。つまり，WEとバーンアウトは，仕事への認知・態度（快－不快）と活動水準（覚醒－不覚醒）という2つの次元から定義することができ，互いに異なる次元に存在する独立した概念であると考えるのです。

　まず，WEについて見ていきましょう。Q-1の図（前頁参照）が示すとおり，WEは，感情の状態を表す横軸と活動水準を表す縦軸から構成される4つの領域の右上に位置づけられており，仕事への肯定的な認知・態度と高い活動水準を示しています。すなわち，高いWEを示す人は，仕事でポジティブな感情を多く経験しながらいきいきと働く傾向があることを示唆しています。一方，バーンアウトは，4つの領域の左下に位置づけられており，WEとは対照的に，仕事への否定的な認知・態度と低い活動水準によって定義づけられています。これは，バーンアウトの高い人が心身ともに疲れ切ってしまっている状態をよく表しています。

Ⅱ　時系列的関係

　これまでの研究において，WEとバーンアウトは互いに負の関連を示すことが報告されてきました。つまりこの知見は，個人のWEが高ければバーンアウトの水準が低く，バーンアウトが高ければWEの水準が低くなる傾向があることを意味しています。上記で述べた両要因の対照的な本質を考えれば理解に難くありません。

　それでは，両者の長期的な関係はどうなっているのでしょうか？　Maricuţoiu et al.（2017）は，WEとバーンアウトの関係を調査した25の縦断研究についてメタ分析（複数の研究論文の結果を統合して分析する手法）を行いました。解析の結果，すべての研究を考慮した分析では両要因間に有意な関連は確認できませんでした。しかしながら，1回目の調査（T1）と2回目の調査（T2）に12カ月のタイムラグのある縦断研究のみに着目したところ，両者には有意な負の関連性が見出され，さらにT1のバーンアウトがT2のWEに及ぼす影響が，T1のWEがT2のバーンアウト（特に，バーンアウトの核とされる感情の疲弊感）に及ぼす影響に比べて相対的に大きいことを明らかにしました。この結果は，心身の疲労が仕事のモチベーションを害するというネガティブなプロセスが，逆のポジティブなプロセスに比べてより強力であることを示しています。

●文献

Bakker AB, Demerouti E & Sanz-Vergel AI（2014）Burnout and work engagement : The JD-R approach. Annual Reviews 1 ; 389-411.

Maricuţoiu LP, Sulea C & Iancu A（2017）Work engagement or burnout : Which comes first? A meta-analysis of longitudinal evidence. Burnout Research 5 ; 35-43.

Ⅱ
Q & A

1
「働くこと」の
基本をおさえる

2
「働くひと」への影響
健康・睡眠・生活

3
WE
の
理
念

4
あなたの職場，
ほんとうに「健康」？
測定・評価

II
Q & A

第1章

WEとはなんだろう？

第2章

WEを取り入れよう！

第3章

WEを高める方法

第4章

WEはここでも役立つ！

Q-3 フロー理論とワーク・エンゲイジメントは似ていませんか？ この２つの違いを教えてください。

大野正勝

Answer

　Csikszentmihalyi（1990）が提唱したフロー体験は，ワーク・エンゲイジメント（WE）と確かに似ている概念です。フロー体験とは，取り組んでいる活動に完全にのめり込んだ没頭状態のことを指し，時間感覚の歪みや活動と意識の統合などの経験的特徴があります。共通点もあるのですが，同時に，押さえておくべき相違点もあります。

　共通点としてまず挙げられるのが，どちらにもポジティブ感情が関連しているという点です（Schaufeli et al., 2009）。WEの高い人は，活力がみなぎり，元気に仕事に取り組むことができます。同様に，フロー体験を生み出しやすい人は，活動そのものに楽しみを見出すことができます。また，どちらも多側面から成り立つ複合概念となっています。特に，WEの側面のひとつである「没頭」状態は，フロー体験の持つ主要側面でもあり，心理的概念としての直接的な重複点となっています。

　しかし，これらの概念には大きく分けて３点の違った特徴があります（Schaufeli & Bakker, 2010）。まずはそれぞれの概念がカバーする領域の違いです。WEは，その言葉が指し示す通り，仕事に限定された概念となります。測定に使われる質問票の中でも，自分と仕事の関係性を意識させるために「仕事に関してどう感じているか」を判断するよう指示が促されています。それに対し，フロー体験は，仕事の領域を超え，家庭や余暇，教育現場などにおける活動の中でも起こりうる，より一般的な概念です。そして，自分と活動（タスク）の関係性の中に存在する概念でもあるのです。フロー体験の測定に特化した経験サンプリング法（ESM）では，１日数回にわたって，無作為に選ばれたタイミングにおける活動・経験に関する質問が聞かれます。一般的にそれらのタイミングは，勤務時間のみならず，退勤後や週末の時間帯が含ま

れます。

　次に，それぞれの概念の持つ時間的特徴の違いです。定義にもある通り，WEは，「持続的かつ全般的な」心理状態のことを指し，より長期的な時間における経験を総合的に捉えたものとなります。反対に，フロー体験は，一時的に起こる至高体験（Peak Experience）として位置づけられており，より短期的な時間における経験を捉えています。この点に関連してですが，近年では，WEが週ごとや日ごと，さらには瞬間瞬間の中で変わっていく特徴に焦点を置いた研究も増えてきており，よりフロー体験に近い時間枠での理解が深められてきています。その際には，本来のWEとは区別され，総じて「状態エンゲイジメント」と呼ばれています（Sonnentag et al., 2010）。

　最後の相違点として，それぞれの概念の持つ側面の複雑さの違いが挙げられます。本書の第Ⅰ部（pp.15-24）で詳しく紹介されていますが，WEは「活力」「熱意」「没頭」の3側面で構成されています。それに対しフロー体験は，「時間感覚の歪み」「高い集中力」「楽しみ」「高い満足感」「状況の統制感」「自尊感情の高まり」など，より複雑な経験的側面が備わった状態のことを指します（Csikszentmihalyi, 1990）。これらの中で，どれかが欠けていたとしてもフロー体験とはなりませんので，非常に限定的な心理状態と言えます。

　これらの相違点から，WEとフロー体験は，関連性を含みながらも独立した概念であることが明らかとなっています。

●文献

Csikszentmihalyi M (1990) Flow : The Psychology of Optimal Experience. New York : Harper & Row.

Schaufeli WB & Bakker AB (2010) Defining and measuring work engagement : Bringing clarity to the concept. In : AB Bakker & MP Leiter (Eds.) Work Engagement : A Handbook of Essential Theory and Research. New York : Psychology Press, pp.10-24. (島津明人 総監訳 (2014) ワーク・エンゲイジメント──基本理論と研究のためのハンドブック. 星和書店)

Schaufeli WB, Bakker AB & Van Rhenen W (2009) How changes in job demands and resources predict burnout, work engagement, and sickness absenteeism. J Organ Behav 30 ; 893-917.

Sonnentag S, Dormann C & Demerouti E (2010) Not all days are created equal : The concept of state work engagement. In : AB Bakker & MP Leiter (Eds.) Work Engagement : A Handbook of Essential Theory and Research. New York : Psychology Press, pp.25-38. (島津明人 総監訳 (2014) ワーク・エンゲイジメント──基本理論と研究のためのハンドブック. 星和書店)

Ⅱ
Q & A

1
「働くこと」の
基本をおさえる

2
「働くひと」への影響
──健康・睡眠・生活

3
WEの理念

4
あなたの職場，
ほんとうに「健康」？
──測定・評価

II
Q&A

第1章
WEとはなんだろう？

第2章
WEを取り入れよう！

第3章
WEを高める方法

第4章
WEはここでも役立つ！

Q-4 職務満足感やワーク・モチベーションもワーク・エンゲイジメントと似ていると思うのですが，違いは何ですか？

大野正勝

Answer

　これらの概念はどれも，細かな意味合いをよそに，置き換えられながら使われることが多々あります。具体的な違いについて語る前に，なぜ似ていると感じてしまうかをまず考えてみたいと思います。それは，ワーク・エンゲイジメント（WE）という言葉が生まれた背景にあります。WEは1990年ごろから，経営・人事コンサルティングの現場において扱われるようになりました。組織独自のさまざまな「エンゲイジメント」概念が生まれていく中で，一貫性の少ない定義によって概念そのものは曖昧なものとなっていきました。また，当初は，職務満足感など既存の関連概念との置き換えによる混乱も生じました。これらが整理されることなく，言葉だけが注目を集めて広まってきたことがその原因となっているのではないかと考えられます。そこで，ここでは，学術研究発信で利用されているエンゲイジメントを基準にし，その関連概念との類似点・相違点を押さえていきたいと思います。

　まず職務満足感ですが，これは，私たちが，仕事や職場環境についての評価判断をもとに抱くポジティブな感情のことを指します。WEが「仕事をしているときの自分」を捉えた感情や認知を指す一方で，職務満足感は，「仕事や職場環境そのもの」に関するものを指しています。また，いずれの概念も，同様にポジティブな側面を持っていますが，その心理的な活性化レベルにおいては，エンゲイジメントのほうが職務満足度よりも高いものとして位置づけられています（Schaufeli & Bakker, 2010）。この点の違いから，職務満足感よりもWEの有用性のほうが高く，仕事パフォーマンスや組織市民行動（Organizational Citizenship Behavior：OCB）などの重要な結果要因との相関性も確認されています（Rich et al., 2010）。

　次に，ワーク・モチベーションとの関連性です。モチベーションとは，「動

II
Q & A

1
「働くこと」の
基本をおさえる

2
「働くひと」への影響
――健康・睡眠・生活

3
WEの理念

4
あなたの職場、
ほんとうに「健康」？
――測定・評価

機づけ」という訳からもわかるように，行動を起こす働きかけの強さと持続性に関連する概念・理論の総称です（Kanfer et al., 2017）。これに対して，WEは，行動を起こす主体である私たちが，動機づけられた結果として経験する感情や認知を指していると考えられます。WEとの関連性が高いと考えられるモチベーション概念の1つに，内発的動機づけがあります。賞罰のあるなしに関係なく，興味や関心に突き動かされ，行動そのものが目的となる動機づけのことです。ワーク・モチベーションの視点から注目されるのは，「内発的に動機づけられた状態とは何か」「その状態を起こしやすい活動の持つ特徴とは何か」などといった，いわば行動に駆り立てる構造や過程が中心となります。その一方で，WEの視点から注目されるのは，「内発的に動機づけられた状態を実際に経験するとき，人は何を考え感じているのか」といった感情や認知が中心となります。そのため，エンゲイジメントの高い状態を説明する際にも，「仕事を楽しく感じ，もっと仕事をしたいと考えている」などと表現され，その根本にはモチベーションの働きがあります。この点については，Q-13の「仕事の要求度−資源モデル」の解説（資源の持つ動機づけプロセス）でさらに詳しく解説されています。

　ここに挙げた概念以外にも，組織コミットメントや仕事への関与など，WEと似通ったものがあります。それぞれの概念の正確な理解のもと，より効果的な議論を進められることを望みます。

● 文献

Kanfer R, Frese M & Johnson RE (2017) Motivation related to work : A century of progress. J Appl Psychol 102-3 ; 338-355.

Rich BL, Lepine JA & Crawford ER (2010) Job engagement : Antecedents and effects on job performance. Acad Manage J 53-3 ; 617-635.

Schaufeli WB & Bakker AB (2010) Defining and measuring work engagement : Bringing clarity to the concept. In : AB Bakker & MP Leiter (Eds.) Work Engagement : A Handbook of Essential Theory and Research. New York : Psychology Press, pp.10-24. (島津明人 総監訳 (2014) ワーク・エンゲイジメント――基本理論と研究のためのハンドブック．星和書店)

II
Q & A

第1章

WEとはなんだろう？

第2章

WEを取り入れよう！

第3章

WEを高める方法

第4章

WEはここでも役立つ！

Q-5 仕事におけるWell-beingとワーク・エンゲイジメントはどこが違いますか？

渡辺和広

Answer

I　Well-beingとは

Well-beingは，健康のポジティブな側面を表す概念です。Well-beingは，古くは1946年に世界保健機関（WHO）が定義した「健康」の中に登場します。「健康とは，身体的，精神的，および社会的に完全に良好な状態（Well-being）にあることで，単に疾病，または虚弱でないということではない」というものです。以降，WHOは何度か健康の定義を変更していますが，単にネガティブな要因が存在しないだけでなく，Well-beingであることを健康の条件にしている点は変わりません。

Well-beingには健康に関わる非常に多くの要因が含まれ，また研究によってさまざまな定義があります。Steptoe et al.（2015）はこれまでのWell-being研究を系統的にレビューし，①その人の生活や仕事がどのくらい満足（satisfaction）できるものかを評価する側面（evaluative well-being），②日々の快，幸福感等の感覚（feelings）や気分（mood）を表す側面（hedonic well-being），③その人の人生の意味や目的を判断する側面（eudemonic well-being）の少なくとも3側面があることを述べています。したがって，満足感，幸福感，その他のポジティブな感情，人間関係，あるいは人生の意味や成長等の多くの要因がWell-beingという大きな概念の中に包含されているといえます。

II　仕事におけるWell-beingとWE

上記で説明したWell-beingは，仕事に限らず人生全体を対象としたものですが，仕事におけるWell-beingも存在します。ワーク・エンゲイジメント（WE）も仕事におけるポジティブな心理的側面を表すことから，仕事におけるWell-beingはWEとオーバーラップするか，あるいはWEを包含する関係にあると考えられます。

Well-being研究者の一人に，ポジティブ心理学を提唱した研究者として有名なSeligmanが挙げられます。Seligman（2011）はWell-beingをポジティブ感情（P：Positive emotion），エンゲイジメント（E：Engagement），他者との関係（R：Relationship），人生の意味（M：Meaning），および達成（A：Accomplishment）の5因子で定義し，頭文字をとって

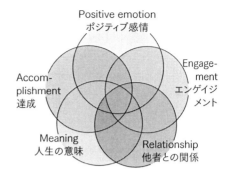

図　Seligman（2011）が提唱した
Well-beingのPERMAモデル

PERMAモデルと名づけました（上図）。PERMAモデルは仕事におけるWell-beingを測定する尺度（Workplace PERMA-Profiler）にも応用されており，このうちのエンゲイジメント（E）の定義を見ると，WEの定義と類似した内容（特に没頭の定義に類似）を含んでいます。

　私たちがこの尺度の日本語版を作成し，日本人労働者を対象として行った調査（Watanabe et al., 2018）では，PERMAモデルのエンゲイジメント（E）とWEが非常に強い正の相関を有していました。一方で，その他の4因子もそれぞれ仕事関連の要因（仕事のコントロール，上司・同僚の支援，および仕事のパフォーマンス）と正の関連を示しており，因子によってはWEと各要因との関連よりも強い関連を示すものがありました。WEに限らず，仕事におけるより多くのポジティブな要因を扱いたい場合には，仕事におけるWell-beingに着目してみるのも良いかもしれません。

●文献

Seligman MEP (2011) Flourish : A Visionary New Understanding of Happiness and Well-Being. New York : Free Press.

Steptoe A, Deaton A & Stone AA (2015) Subjective wellbeing, health, and ageing. Lancet 385 ; 640-648.

Watanabe K, Kawakami N, Shiotani T et al. (2018) The Japanese Workplace PERMA-Profiler : A validation study among Japanese workers. J Occup Health 60-5 ; 383-393.

II
Q&A

1
「働くこと」の基本をおさえる

2
「働くひと」への影響
——健康・睡眠・生活

3
WEの理念

4
あなたの職場，ほんとうに「健康」？
——測定・評価

II
Q & A

第1章

WEとはなんだろう？

第2章

WEを取り入れよう！

第3章

WEを高める方法

第4章

WEはどこでも役立つ！

Q-6 ワーク・エンゲイジメントは体調に影響しますか？また，健康影響のメカニズムはどの程度わかっていますか？

外山浩之

Answer

I 健康との関連

ワーク・エンゲイジメント（WE）は，仕事や組織に対する認知や態度，仕事のパフォーマンスなど仕事領域のアウトカムに寄与するだけでなく，心や体の健康などの個人のアウトカムにも影響することがわかってきています。たとえば，最近のメタ分析（複数の研究論文の結果を統合して分析する手法）では，活力，熱意，没頭の3要素のすべてを含むWEと心身の健康との間に有意な負の相関が見出されています（Halbesleben, 2010）。また，健康な労働者を対象とした研究では，WEの主な要素である「活力」が，心理的苦痛や身体愁訴の低さと関連していることが報告されています（Shirom et al., 2008）。さらに，フィンランドの研究チームは，WEの生理学的な効果に着目し，WEが副交感神経活動の高さと関連していることを明らかにしました（Seppälä et al., 2012）。これらの結果から，いきいきと仕事に打ち込んでいる人は，心身ともに良好な健康状態にあることが示唆されます。

II 媒介メカニズム

WEは，快感情に特徴づけられるポジティブな心理的状態です。仕事にエンゲイジしている人は，自らの仕事において意義，熱意，インスピレーション，誇り，挑戦などポジティブな感覚を経験する傾向があります。したがって，WEが健康に及ぼすメカニズムは，ポジティブ感情の拡張－形成理論（Fredrickson, 2004）によってある程度説明することができると考えられます。この理論によると，ポジティブ感情の経験は，思考や行動のレパートリーを拡げ，創造的な考えや冒険心あふれる行動を導くとされています。つまり，私たち人間は，日常生活で喜びや興奮，期待といったポジティブな性質の感情を抱いているときほど物事を柔軟に考えることができ，より有益な行動を

取る傾向があるのです。このような思考と行動の拡張は，環境やストレスへの適応に必要とされる個人資源の形成を促し，将来的にポジティブ感情が生起する確率を高めるという正のスパイラルを生み出します。また，ポジティブ感情には，ストレスのネガティブな影響を打ち消す効果があることもわかってきており，逆境や困難に直面した後の心身の素早い回復に寄与することが示唆されています。これは，有益な行動の生起をスムーズにするために生体を最適な状態に保つというポジティブ感情の本質的な機能に由来すると考えられています。したがって，ポジティブ感情は，WEと良好な心身の健康状態とをつなぐ主要な媒介要因であると考えられます。

Ⅲ　まとめと今後の展望

　これまでの研究から，WEは仕事の成果だけでなく心や体の健康にも良い影響を与えていることが推察されます。したがって，WEは労働者個人と組織の両方に重要な要因である可能性があります。また，このようなWEの効果は，ポジティブ感情の働きと密接に関係している可能性が示唆されています。おそらく，仕事にいきいきと取り組んでいる労働者は，ストレスへの効果的な対処につながる高いポジティブ感情を有しており，そのためより良い健康状態を示すのではないかと考えられます。しかしながら，WEと健康のメカニズムについては多くのことが未解明のままです。特に，WEの心理生理学的機序についてはまだよくわかっていません。したがって，今後は心身両面からの包括的な研究が期待されます。

●文献

Fredrickson BL (2004) The broaden-and-build theory of positive emotions. Philos Trans R Soc Lond B Biol Sci. 359 ; 1367-1378.

Halbesleben JRB (2010) A meta-analysis of work engagement : Relationships with burnout, demands, resources, and consequences. In : AB Bakker & MP Leiter (Eds.) Work Engagement : A Handbook of Essential Theory and Research. New York : Psychology Press, pp.102-117.

Seppälä P, Mauno S, Kinnunen ML et al. (2012) Is work engagement related to healthy cardiac autonomic activity? Evidence from a field study among Finnish women workers. J Posit Psychol 7 ; 95-106.

Shirom A, Toker S, Berliner S et al. (2008) The effects of physical fitness and feeling vigorous on self-rated health. Health Psychol 27 ; 567-575.

Ⅱ
Q&A

1
「働くこと」の
基本をおさえる

2
「働くひと」への影響
健康・睡眠・生活

3
WEの理念

4
あなたの職場，
ほんとうに「健康」？
測定・評価

II
Q&A

第1章
WEとはなんだろう？

第2章
WEを取り入れよう！

第3章
WEを高める方法

第4章
WEはここでも役立つ！

Q-7 ワーク・エンゲイジメントはどのような病気（疾患）と関係がありますか？

江口 尚

Answer

I WEと主観的な指標との関連

　ワーク・エンゲイジメント（WE）は労働者の身体的，精神的健康との関連が認められています。身体的健康については，自分の健康の程度を主観的に尋ねたものとの関連が認められています。主観的健康観というのは，たとえば，「あなたの現在の健康状態はいかがですか」という質問に対して，「1よい　2まあよい　3ふつう　4あまりよくない　5よくない」で回答することで，身体的健康の状況が評価されたものです。精神的健康についても，身体的健康と同様に，うつ症状を評価するためのいろいろな尺度が用いられて評価されています。

II WEと客観的な指標との関連

　尺度を用いた評価の場合には，どうしても主観的であるとの印象を持たれてしまいます。そのため，心身の健康状態を測定するより客観的な指標として，身体から収集される指標（例 体重，血液検査の結果など）との関連も検討されています（Eguchi et al., 2015）。いくつかの研究では，WEは，自律神経の活動に影響し，その結果，心臓の動きにも影響していることや，慢性炎症反応との関連が指摘されています。慢性炎症反応は，脳梗塞や心筋梗塞の原因と言われている動脈硬化との関連が近年指摘されています。またWEは，人事データから収集される客観的な指標である病気欠勤との関連も指摘されています。ただし，うつ「病」や心筋梗塞などの特定の精神，身体疾患とWEとの関係についての知見はありません。

III 過剰なWEの健康影響

　いくつかの研究（Bakker et al., 2008 ; Sonnentag, 2011）では，過剰なWEが，心身の健康に悪影響を与えることも示唆されています。この点は，その他の

ポジティブメンタルヘルスに関する尺度では見られないことです。低すぎる WE も健康に悪影響を与えると考えられますが，過剰な WE も健康に悪影響を与えるとすれば，どの程度の WE が健康に対して好ましい影響を与えるのかも，今後検討が必要になるかもしれません。また，WE は欧米の文化を反映した尺度ですので，欧米と文化の異なる日本においては，「働きすぎ」の問題と併せて検討する必要があるかもしれません。

IV　WE と疾患との関連と今後の展望

　これまで述べてきたように，WE と疾患との関連を直接検討した研究はありません。ただし，多くの研究で，主観的健康の尺度は，身体疾患との関連が確認されていますし，精神的健康の尺度は，医師が診断した精神疾患との関連が確認されています。さらに，自律神経や，慢性炎症反応との関連が確認されていることは，WE が心疾患の発症に影響していることを示唆しているといえます。ストレス反応などネガティブなメンタルヘルスに関しては，数十年の研究の蓄積があるため，長期間の経過をフォローする研究が行われ，これまで多くの心身の疾患との関係が明らかにされてきました。ポジティブなメンタルヘルスについても，人生の満足感，希望，幸福感といったことは，死亡率を低下させることが指摘されていますが（Chida & Steptoe, 2008），比較的新しい概念である WE については，そのような研究成果はまだ得られていません。これまで得られた知見からは，今後，いろいろな疾患との関連が確認されるのではないかと考えられ，疾患予防のために WE に着目することについての研究成果が期待されています。

●文献

Bakker AB, Schaufeli WB, Leiter MP et al. (2008) Work engagement : An emerging concept in occupational health psychology. Work & Stress 22-3 ; 187-200.

Chida Y & Steptoe A (2008) Positive psychological well-being and mortality : A quantitative review of prospective observational studies. Psychosom Med 70-7 ; 741-756.

Eguchi H, Shimazu A, Kawakami N et al. (2015) Work engagement and high-sensitivity C-reactive protein levels among Japanese workers : A 1-year prospective cohort study. Int Arch Occup Environ Health 88-6 ; 651-658.

Sonnentag S (2011) Research on work engagement is well and alive. Eur J Work Organ Psycjol 20-1 ; 29-38.

II
Q & A

第1章
WEとはなんだろう？

第2章
WEを取り入れよう！

第3章
WEを高める方法

第4章
WEはここでも役立つ！

Q-8 ワーク・エンゲイジメントは血液検査の値と関係がありますか？

江口 尚

Answer

I 健康診断に関連する血液検査の結果との関連について

　読者の皆さんにとって，血液検査と言って一番身近なのは，健康診断ではないでしょうか。一般健康診断での血液検査には，労働安全衛生法に定められた項目である，GOTやGPTなどの肝機能に関する項目，コレステロールや中性脂肪などの脂質に関する項目，HbA1c（ヘモグロビンエーワンシー）や血糖値といった糖に関する項目があります（Veromaa et al., 2017）。これまでの研究では，コレステロール値とHbA1cとの関連を見たものがあります。コレステロールについては，ワーク・エンゲイジメント（WE）の高さと正比例するという結果，つまり想定したこととは逆の結果が確認されました。HbA1cについては，WEとの関連は認められませんでした。ちなみに，同じ研究で，血液検査ではありませんが，日本の健康診断で測定している項目について，BMI（体重を身長（m）の二乗で除したもので，18.5から25未満が標準値。肥満の指標として使われます）はWEが高いほど低くなる関係が，血圧については関係が認められませんでした。この研究では，WEとそれぞれの値の関係が，一方向に高くなる，低くなるということを検証していました。そのため，低いWEや高いWEと比較して，U字型の関係，つまり中程度のWEではどうなるのかということは検証できていません。WEについては，高すぎると健康向上の機能が抑制される可能性があることから（Eguchi et al., 2015），今後はそのような検証も必要になるかもしれません。

II そのほかの血液検査の結果との関連について

　近年，体内の慢性炎症反応が，心筋梗塞や脳梗塞などの発症の原因となる動脈硬化の危険因子として関心が高まっています。この慢性炎症反応を測定するバイオマーカーのひとつとして，高感度CRPがあります。CRPは，細菌

感染が生じた場合に高値になりますが，そのような感染が生じていないにも
かかわらず，高感度CRPが高値である状態は，慢性的に炎症が持続している
状態であると考えられています。そのため，WEが高いほど高感度CRPの値
が低ければ，WEは，人の健康状態に好ましい影響を与えているといえます。
実際の研究では，WEの値を，低，中，高の3つに区分し，高感度CRPの値
を低，高の2つに区分してその関連を検討したところ，中程度のWEが，高
感度CRPが低の割合が最も高いという結果でした。このことは高すぎるWE
は，炎症反応を抑制する機能を弱めることを示唆しているといえます。

Ⅲ　今後の展望

　これまでの研究から，WEは，労働者の心身の健康との関連が指摘されて
いますが，そのメカニズムについては，研究が始まったばかりです。日本の
労働者にとって健康診断での血液検査は身近で関心が高いことから，今後，
WEと生活習慣病に関連する項目との関係についても検討されることが期待
されます。

●文献
Eguchi H, Shimazu A, Kawakami N et al. (2015) Work engagement and high-sensitivity C-reactive protein levels among Japanese workers : A 1-year prospective cohort study. Int Arch Occup Environ Health. 88-6 ; 651-658.
Veromaa V, Kautiainen H & Korhonen PE (2017) Physical and mental health factors associated with work engagement among Finnish female municipal employees : A cross-sectional study. BMJ Open 7-10 ; e017303.

Ⅱ
Q&A

1
「働くこと」の
基本をおさえる

2
「働くひと」への影響
──健康・睡眠・生活

3
WEの理念

4
あなたの職場，
ほんとうに「健康」？
──測定・評価

II
Q&A

第1章

WEとはなんだろう？

第2章

WEを取り入れよう！

第3章

WEを高める方法

第4章

WEはここでも役立つ！

Q-9 ワーク・エンゲイジメントと睡眠にはどのような関係があります
か？　また，ワーカホリズムと睡眠との関係も教えてください。

窪田和巳

Answer

I　ワーク・エンゲイジメントは睡眠の質を高める

　全般的にワーク・エンゲイジメント（WE）が高い労働者は睡眠の質が良好であることが先行研究（Kubota et al., 2012）からも知られています。具体的に「睡眠の質が良好である」ということは，不眠症状がない傾向，つまり起床時の睡眠関連の問題（朝にすっきり起きられた，と感じる状態）や日中の睡眠関連の問題（日中に眠気がある状態）が少ない傾向を示します。その理由として以下のようなメカニズムが指摘されています。

　WEはバーンアウト（燃え尽き症候群）と言われる，ある種のストレス状態の対立概念であることが知られています。これまでの研究から，バーンアウトが睡眠の質の低下と関連していることを考えると，その対立概念であるWEは睡眠の質の向上に関係があると予想されます。また，職業性ストレス研究領域で注目されているリカバリー経験（就業中のストレスフルな体験によって消費された心理社会的資源を，もとの水準に回復させるための活動）の観点でいえば，リカバリー経験はWEや良好な睡眠の質と関係があることが知られています。つまり，WEがリカバリー経験を増やし，結果として良好な睡眠の質に寄与する可能性が考えられます（窪田ほか，2014）。

II　ワーカホリズムは睡眠の質を低下させる

　WEが睡眠の質を高めると考えられる一方，職業性ストレス研究では「ワーカホリズム（WH）」という類似概念が知られています。一般的には「ワーカホリック」という言葉のほうが，なじみがあるかもしれません。近年，WHは「仕事に強迫的に取り組み，必要以上に一生懸命働く傾向」と定義されます。WEもWHもそれぞれ仕事に対して多くのエネルギーを注いでいる点では共通しているのですが，その背景にある仕事に対するモチベーション（＝

```
┌──────────┐   ┌──────────┐   ┌──────────┐   ┌──────────┐
│ワーカホリズム│ →│ バーンアウト │ →│HPA-axis障害│ →│ 入眠時間延長 │
│          │   │（リスク上昇）│   │          │   │（睡眠の質低下）│
└──────────┘   └──────────┘   └──────────┘   └──────────┘
```

図　ワーカホリズムと睡眠の関係

なぜ一生懸命に働くのか？）が異なると言われています。WE傾向の高い労働者の特徴として「仕事が楽しい」「充実している」など，仕事に対してポジティブな考え方が背景にある一方，WH傾向の高い人は「仕事をしなければならない」という仕事そのものへのネガティブな考え方が背景にあると言われています。たとえば，国内の病棟看護師を対象にWHと睡眠の質を検証した先行研究（Kubota et al., 2010, 2012）では，WH傾向の高い看護師は，そうでない看護師と比べて睡眠関連の問題（朝起きにくい，朝起きても疲労感が残る，日中の眠気がある）をより多く有していました。背後のメカニズムとして，内分泌系の障害の影響が指摘されています。人はストレスフルな状況を経験したときに「視床下部－下垂体－副腎系（HPA-axis）」という内分泌系の働きにより，過剰なストレスによって健康を害さないよう自然にからだを守っています。ところが，バーンアウト状態が高まってくると，HPA-axisの働きに障害が起き，その影響から睡眠問題が起きるのです。WHはバーンアウト傾向を高めることを考慮すると，WHはバーンアウトとHPA-axisの障害を通じて睡眠の質に悪影響をもたらすのではないかと考えられます（上図）。

● 文献

Kubota K, Shimazu A, Kawakami N et al. (2010) Association between workaholism and sleep problems among hospital nurses. Ind health 48-6 ; 864-871.

Kubota K, Shimazu A, Kawakami N et al. (2012) The empirical distinctiveness of workaholism and work engagement among hospital nurses in Japan : The effect on sleep quality and job performance. Cienc Trab 14 ; 31-36.

窪田和巳, 島津明人, 川上憲人 (2014) 日本人労働者におけるワーカホリズムおよびワーク・エンゲイジメントとリカバリー経験との関連. 日本行動医学会誌 20-2 ; 69-76.

II
Q&A

第1章

WEとはなんだろう？

第2章

WEを取り入れよう！

第3章

WEを高める方法

第4章

WEはここでも役立つ！

Q-10 ワーク・エンゲイジメントの高い従業員はストレス反応が低いのでしょうか？

湯佐真由美

Answer

　何かに没頭しているとき，私たちは時間を忘れることがあります。夢中になって遊んでいたり，仕事に没頭しているとき，あっという間に時間が過ぎてしまいます。楽しく集中しているときには疲れを感じたり，ストレスを感じたりすることもあまりないように思えます。逆に，仕事に一生懸命に取り組んでいるものの，仕事が楽しいというよりも「仕事をしなくてはならない」と考えており，仕事や会社に否定的な人もいます。このような人は，ストレス反応が高そうに見えますし，このままの状態を続けると燃え尽きてしまうのではないかと思えます。前者は，ワーク・エンゲイジメント（WE）が高い人，後者はワーカホリックな人と言えます。

　WEが高い従業員は，仕事に誇り・やりがいを感じている，仕事に熱心に取り組んでいる，仕事から活力を得ている人と定義されます。このように仕事をしている人は，ストレス反応が低いのではないかと想定ができますが，実際に低いものなのでしょうか？

I　事例

　筆者が支援しているある企業の新職業性ストレス簡易調査票のデータを参考に，WEとストレス度との関係を検証してみました。新職業性ストレス簡易調査票では，「仕事をしていると，活力がみなぎるように感じる」「自分の仕事に誇りを感じる」の2問でWEを測定しています。この設問には，「そうだ」「まあそうだ」「やや違う」「違う」の4つの選択肢から回答します。これらの回答の「そうだ」を4点，「まあそうだ」を3点，「やや違う」を2点，「違う」を1点とし，回答の平均点を算出し，平均点が1〜2点をWEの低い群（低群），3〜4点をWEの高い群（高群）に分けます。次にストレスチェック制度において，厚生労働省の実施マニュアルに記載されている高ストレスと

表　ワーク・エンゲイジメントの高低とストレスの関係

ワーク・エンゲイジメント	高ストレス者の割合
低群	23.0%
高群	2.3%

判定される標準的な判定基準を用いて高ストレスか否かを判定し，WEの高群と低群とに分けてデータを確認してみると，上の表のような結果となりました。

　WE低群では，高群の約10倍の高ストレス者が存在することが確認できました。このデータ全体では，高ストレス者の割合は10.2%でしたので，WEの高群と低群の差は大きいと思われます。また，これらの結果が偶然ではないことを確認するため，統計的な検定も行っていますが，統計的にも有意な差があることが確認できています。つまり，これらのデータからは，WEが高い人はストレス反応が低いと言えそうです。皆さんの職場の結果ではどのような状況であるのか，実際のストレスチェックのデータを確認して検証されると良いでしょう。

II　WEが高い人とストレスの関係

　しかしながら，WEが高い人でもストレスを感じることは当然あります。自分が誇りに思えるような仕事ができないとき，自分の考えとは異なる職場環境に置かれたときなど，ミスマッチがあるときにはストレス反応が高くなる可能性があります。逆に，自分の信念と一致した仕事ができているとき，自分が活かされる仕事に就けたときなどには，十分にパフォーマンスが発揮されることが考えられます。誰もがそのような仕事をすることができるわけではありませんが，価値観の一致，適材適所への配置，自らの成長を感じられる職場で仕事をすることは，WEの向上においても，ストレス反応を低減することにおいても大きな意味があると思われます。

II
Q&A

1
「働くこと」の
基本をおさえる

2
「働くひと」への影響
健康・睡眠・生活

3
WE
の理念

4
あなたの職場，
ほんとうに「健康」？
──測定・評価

II
Q&A

第1章
WEとはなんだろう？

第2章
WEを取り入れよう！

第3章
WEを高める方法

第4章
WEはここでも役立つ！

Q-11

明るい人がいると職場の雰囲気も明るくなるように，ワーク・エンゲイジメントが高い人が職場にいると周囲のワーク・エンゲイジメントも高まりますか？

種市康太郎

Answer

これは，一般的に言えば，ムードメーカー的存在が，職場全体のワーク・エンゲイジメント（WE）を高めるかどうかの問題，と考えられるでしょう。逆もありえます。すなわち，職場に一人，元気な人がいると，周りも元気になる，不機嫌な人がいると，周りも不機嫌になるという現象が起こりうるか，ということです。これらは，WEの心理的な意味での「伝染」，すなわち，気分の波及効果があるかどうか，という観点で考えることができます。

このような気分の「伝染」について，Barsade（2002）が実験を行っています。Barsade（2002）は，実験において，グループで経営課題について話し合うという状況を設定しました。その際に，そのグループの一人にサクラ（偽のグループメンバー）を混入させ，サクラには，感情の快・不快と強・弱で4つの感情状態を演じるように指示しました。陽気で積極的（感情快・強い），落ち着いていて温かい（感情快・弱い），敵意と苛立ち（感情不快・強い），抑うつ状態（感情不快・弱い）の4つです。

そのようなグループでディスカッションを行った結果，話し合ったグループメンバーの気分はサクラの気分と同じ方向に変化しました。たとえば，陽気で積極的なサクラが入ったグループでは，グループ全体で快適な気分が生じ，エネルギーが高まったということです。さらに，快適な気分は協力的な行動やパフォーマンスにも良い影響をもたらしていることが明らかになりました。このように気分の波及効果は実験的には証明されています。

一方，職場での調査研究でも，チームのWEと個人のWEには関連があることがわかっています。Bakker et al.（2006）の調査では，職場レベルと個人レベル，それぞれのレベルのWEとバーンアウトを測定し，相互の関連をマルチレベル分析によって調べています。この調査結果から，職場レベルのエ

II
Q&A

1
「働くこと」の
基本をおさえる

2
「働くひと」への影響
──健康・睡眠・生活

3
WEの理念

4
あなたの職場、
ほんとうに「健康」？
──測定・評価

ンゲイジメントの高さは，個人のエンゲイジメントの高さとバーンアウトの低さと関連があり，職場レベルのバーンアウトの高さは，個人のエンゲイジメントの低さとバーンアウトの高さと関連があることが明らかとなっています。また，その関連性は「仕事の要求度－資源モデル」における，個人の要求度や資源の程度にかかわらず認められる，ということも実証されています。

　ワーク・エンゲイジメントの観点から，職場の雰囲気について気をつけると良い点は以下の3点です。

　まず，あなた自身が健康や元気を維持するよう努めることです。あなたのいきいきした気分が職場の他のメンバーに伝わり，職場全体の協力的な行動や良いパフォーマンスにつながることを意識すると良いでしょう。

　次に，互いの健康や元気を気にかけ，支え合うことです。このような関わりが，自分の健康や元気につながります。他のメンバーが意気消沈することは，あなたの元気の源が1つ消えることを意味します。

　もし，あなたが管理職，マネージャーであるなら，メンバーの健康や元気が相互に影響し合うことを意識すると良いでしょう。優秀な社員だけが大切なのではなく，一人ひとりが健康と元気を維持できるような職場づくりが大切と言えます。あなたが感謝の気持ちなどのポジティブな感情をメンバーに伝えることも，良い気分の波及効果をもたらす可能性があります。

●文献

Bakker AB, Van Emmerik IJH & Euwema MC (2006) Crossover of burnout and engagement in work teams. Work Occup 33 ; 464-489.

Barsade S (2002) The ripple effect : Emotional contagion and its influence on group behavior. Adm Sci Q 47 ; 644-675.

II
Q&A

第1章

WEとはなんだろう？

第2章

WEを取り入れよう！

第3章

WEを高める方法

第4章

WEはどこでも役立つ！

Q
-
12
ワーク・エンゲイジメントと家庭生活の満足度はどのような関係がありますか？　また，ワーク・エンゲイジメントの高さと家庭生活の充実は関係しますか？

島田恭子

Answer

　ワーク・エンゲイジメント（WE）はプライベートに関係し，自分だけでなく周りの人たちの家庭満足度に影響を及ぼすこともあります。

I　WEは家庭生活にも影響する──スピルオーバー効果

　WEは仕事での活力・熱意・没頭ですが，それらの影響が，仕事外，特に家庭生活にも関連することが明らかになっています。Bakker et al. (2014) は，日本人共働き夫婦398組を対象にした研究において，WEの家庭生活への影響を検討しました。その結果，大変興味深いことが，3つわかりました（右図参照）。1つ目は，WEはワーク・ライフ・バランス（WLB）の良い影響を通して，家庭生活の満足度を上げる力を持っているということです。つまり，仕事で活力を得て，いきいき働いていると，家庭生活にもそのいきいき効果が波及し，家庭生活も満足する，という構図です。この波及効果のことを心理学では「スピルオーバー」といいますが，仕事から家庭への良いスピルオーバー効果を媒介して，WEが家庭生活に良い影響をもたらす，ということです（WLBやそのスピルオーバー効果についてもう少し詳しく知りたい方は，島田(2017) をご参照ください）。2つ目は，これらの家庭満足度は1年経った後も認められるということです。残念ながらこの研究で因果関係までは明らかにされていないものの，1年間という期間にわたって持続することが明らかとなりました。3つ目は，これらのWEの効用は，性別に関係なく男性でも女性でも見られる，ということです。この研究は未就学児を持つ共働き夫婦を対象にしたものですから，共働き世帯が多くなっている現代の日本社会において，家族満足感に影響を与えるWEに基づく視点はますます重要になってくると考えられます。

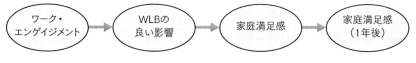

図　WEと家庭満足度の関係（Bakker et al.（2014）を抜粋・改変）

Ⅱ　WEは個人を超えて，周囲の人たちへも影響をおよぼす
——クロスオーバー効果

　たとえば仕事でのいきいき気分がそのまま家庭でも持続し，そんなご機嫌な雰囲気が，パートナーや子どもたちに伝染する，というようなことはありませんか。個人の感情や態度が，別の個人に伝播する現象を「クロスオーバー」といい，家族や職場の人たちなど，一緒に過ごす時間が長い関係性において，クロスオーバーの影響を受けやすい，と言われています。日本人を対象とした私たちの研究（島津ほか，2013）でも，父親のWEが，同居する子どもの情緒や行動に良い影響を及ぼす可能性が明らかになりました。私たちのWEは，周囲の大切な人たち（パートナーや子ども）の情緒や行動にも影響する可能性があるのです。

●文献
Bakker AB, Shimazu A, Demerouti E et al. (2014) Work engagement versus workaholism : A test of the spillover-crossover model. J Managerial Psychology 29 ; 63-80.
島田恭子 (2017) 仕事とプライベートとのポジティブな関係——仕事でいいこと，家で応用，プライベートを仕事でも活用．In：島津明人 編著：職場のポジティブメンタルヘルス2——科学的根拠に基づくマネジメントの実践．誠信書房，pp.154-166.
島津明人，島田恭子，高橋正也ほか (2013) 両親のワーク・エンゲイジメントおよびワーカホリズムと子どもの情緒・行動問題との関連——主観的幸福感による媒介効果．産業衛生学雑誌 55（臨時増刊号）；398.

ワーク・エンゲイジメントと性格って関係あるの？

原 雄二郎

　ワーク・エンゲイジメント（WE）と性格の関係は，それほど強いわけではありません。

Ⅰ　WEとビッグファイブ（Goldberg, 1990）

　人それぞれ性格が違い，考え方や感じ方，行動の仕方が違いますが，WEが高い人には，「性格」に特徴があるのでしょうか。一口に「性格」と言いましたが，心理学の分野では「性格」にはいろいろな考え方があります。「性格」を「〇〇型」のように類型的に考える考え方もありますし，「性格」を要素に分け，その要素をどの程度持つかという，要素の組み合わせで「性格」を考える方法もあります。本コラムでは，後者のうち，最も受け入れられている「ビッグファイブ」とWEの関連について述べたいと思います。「ビッグファイブ」は以下の5つの要素の組み合わせで性格傾向をとらえます。

- 外向性（社交的で，仲間を好む傾向がある）
- 調和性（信頼し，規律を守り，人を気にかけ，思慮深く，寛大で優しい傾向がある）
- 誠実性（目的意識が高く，決断力がある。また，責任感が強く自立的な傾向がある）
- 神経症的傾向（情緒面の調節が難しく，不安定な傾向がある）
- 経験への開放性（創造的，敏感であり，芸術を理解する，知的好奇心旺盛，美へ敏感な傾向がある）

　Zaidi et al.（2013）が大学教員に対して行った調査によると，教員のWEとビッグファイブの要素の間には，「神経症的傾向」とは負の相関があり，それ以外の4つの要素いずれとも正の相関がみられるいう結果となりました。

Ⅱ　WEは性格で決まるか？

　この結果からは，大げさに言えば「社交的，誠実で，思慮深く，創造的で，情緒が安定している」人がWEが高い傾向にありそうだということがわかりました。結果だけ聞くと，もしかすると，性格でWEの高い低いが決まるような印象を持たれるかもしれません。しかしながら，同時に行った解析によると，有意ではあるものの，その関係の強さはそこまで強くないということも明らかとなりました。つまり，性格の要素とWEは一定の関係はあるが，それほどその関連は強くないということ

です。たとえば，それほど社交的でない人であっても，周囲のサポートや本人の仕事の自信向上など，個人の性格以外の影響によりWEを高めることができる可能性を示唆していると言えます。

● 文献
Goldberg LR (1990) An alternative "description of personality" : The big-five factor structure. J Pers Soc Psychol 59-6 ; 1216-1229.
Zaidi NR, Wajid RA, Zaidi FB et al. (2013) The big five personality traits and their relationship with work engagement among public sector university teachers of Lahore. Afr J Bus Manage 7-15 ; 1344-1353.

II
Q & A

第1章

WEとはなんだろう？

第2章

WEを取り入れよう！

第3章

WEを高める方法

第4章

WEはここでも役立つ！

Q-13

仕事の要求度－資源モデルとは何ですか？
ワーク・エンゲイジメントとどのように関係しますか？

小田原　幸

Answer

　仕事での負担（仕事量の多さ，難易度の高い仕事，対人関係でのトラブルなど）が多いと疲労や不安，抑うつなどのストレス反応を強く感じませんか？　あるいは，上司からの助言や，サポートしてくれる同僚，仕事の裁量権があると，より仕事に打ち込める――そんな状況を経験されたことはありませんか？仕事の要求度－資源モデルでは，前者を「健康障害プロセス」，後者を「動機づけプロセス」と呼んでいます。

　右図に仕事の要求度－資源モデルを示しました（Schaufeli & Bakker, 2004）。このモデルは，既述のように動機づけプロセスと健康障害プロセスの2つのプロセスから構成されています。図の中で，仕事の要求度→心理的ストレス反応（バーンアウト）→健康に関係したネガティブなアウトカムの流れが「健康障害プロセス」と言われ，仕事で心身のストレス反応を引き起こしうる要因（仕事の要求度）と，健康に関係したネガティブなアウトカムの関係をモデルにしたものです。これは，過剰な要求度によってエネルギーの枯渇やバーンアウトが生じ，不健康な状態に至るプロセスです。仕事の要求度は必ずしもネガティブとは言えませんが，要求度に応えるために非常に努力をして期待されるパフォーマンスを維持し続けなければならない場合にはストレッサーとなりうると言われています（Schaufeli & Bakker, 2004）。

　もうひとつが，仕事の資源／個人の資源→ワーク・エンゲイジメント（WE）→組織コミットメントとパフォーマンスに関するポジティブなアウトカムの流れであり，「動機づけプロセス」と言われています。これは，仕事の資源が充実することによってWEが高まり，組織へのコミットメントが高まるプロセスです。

　仕事の資源には，別の望ましい効果があります。それは，仕事の資源が豊

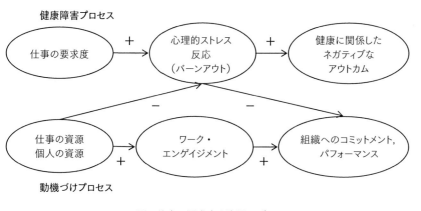

健康障害プロセス

仕事の要求度　＋　心理的ストレス反応（バーンアウト）　＋　健康に関係したネガティブなアウトカム

仕事の資源個人の資源　－　－

ワーク・エンゲイジメント

組織へのコミットメント，パフォーマンス

＋　＋

動機づけプロセス

図　仕事の要求度と資源モデル

富にあるとバーンアウトを抑制する効果があるのです（Bakker & Demerouti, 2007）。たとえば，上司や同僚からのサポートが充実し，仕事で成長する機会があることで，バーンアウトを防ぎ，ストレス反応を低減することができるのです。

　仕事の要求度－資源モデルに基づくと，健康的な職場づくりでは，仕事の要求度の低減よりも，むしろ仕事の資源の充実と強化が重要になることがわかります。仕事の資源には，獲得のスパイラルがあると言われています（Hobfoll & Shirom, 2001）。つまり，必要な仕事の資源を提供された従業員は仕事にエンゲイジするようになりますが，エンゲイジした従業員は，今ある仕事の資源をさらに活用し，新たな資源を作り出すことができるのです。こうして形成されたポジティブなスパイラルは，健康的な職場づくりに大きく役立つと言えるでしょう。

●文献

Bakker AB & Demerouti E (2007) The job demands-resources model : State of the art. J Managerial Psychology 22 ; 309-328.

Hobfoll S & Shirom A (2001) Conservation of resources theory : Applications to stress and management in the workplace. In : RT Golembiewski (Ed.) Handbook of Organizational Behavior. New York : Dekker, pp.57-81.

Schaufeli WB & Bakker AB (2004) Job demands, job resources and their relationship with burnout and engagement : A multi-sample study. J Organ Behav 25 ; 293-315.

Q-14 「4大経営資源（ヒト・モノ・カネ・情報）」と「仕事の資源」は何が違いますか？

江口 尚

Answer

I　4大経営資源（ヒト・モノ・カネ・情報）とは

　4大経営資源である「ヒト・モノ・カネ・情報」とは，企業を経営していく上で不可欠な要素のことです（伊丹・加護野，2003）。ヒトとは，社員をはじめとした人材を意味します。次にモノは，製品やサービス，そしてそれらを生み出す設備，機械などを意味します。そしてカネは，言葉の通りお金である資金を意味します。最後に情報は，企業が持っている顧客データやコミュニティとのつながりなどを意味します。この4つの資源の中で，古くから「組織は人なり」という言葉があるように，「ヒト」を根幹資源に位置づけることも少なくありません。ワークアビリティや産業保健マーケティングの考え方では，資源である「ヒト」をさらに細分化して，健康，能力，価値観，資格などに分類し，その「ヒト」の中でも，「健康」が根幹資源に位置づけられます（Doosub, 2004）。一方で，これまで，企業経営上，モノや情報に対しては「投資」が行われてきましたが，根幹資源であるはずのヒトの中の健康については，「経費」の意識が強かったように思います。それを「投資」の発想に変えていこうという経営手法が，近年急速に関心を高めている健康経営と言えます。このように考えてくると，ワーク・エンゲイジメント（WE）は，4大経営資源の中では，「ヒト」の中のいろいろな要素に影響する要因のひとつであると考えられますし，健康経営を推進する上でも重要な要素になりうると考えられます。

II　仕事の資源とは

　仕事の資源は，WEに影響を与える要因です。つまり，仕事の資源を充実させることがWEを高めることになります。仕事の資源とは，仕事において，①ストレッサーやそれに起因する身体的・心理的コストを低減し，②目標の

達成を促進し，③個人の成長や発達を促進する機能を有する物理的・社会的・組織的要因とされています（島津，2014）。仕事の資源は，作業レベル，部署レベル，事業場レベルの3つのレベルに分けられています。具体的には，作業レベルには，仕事のコントロールや成長の機会，役割の明確さなどが含まれます。部署レベルには，上司のサポートや同僚のサポート，上司の公正な態度などが含まれます。事業場レベルには，経営層との信頼関係や変化への対応などが含まれます。

Ⅲ　4大経営資源と仕事の資源の関係

　このように4大経営資源と仕事の資源は，経営上の位置づけが大きく異なります。ただし，WEを介して，4大経営資源と仕事の資源は影響し合っていると考えられます。繰り返しになりますが，「組織は人なり」と言われ，グローバルな競争が激しくなる中で，ますます一人ひとりの従業員の価値は重要になっています。WEを意識することで，仕事の資源を充実させることが，企業の競争力を高めることにつながるかもしれません。

● 文献

Doosub J (2004) 産業保健マーケティング──働く人の健康資源を企業戦略的に確保するための考え方と進め方. 中央労働災害防止協会.

伊丹敬之, 加護野忠男 (2003) ゼミナール経営学入門 第3版. 日本経済新聞社.

島津明人 (2014) ワーク・エンゲイジメント──ポジティブメンタルヘルスで活力ある毎日を. 労働調査会.

Ⅱ
Q & A

1
知っておきたい「働く」を
考えるキーワード

2
「働くひと」への影響
健康・睡眠・生活

3
WEの理念

4
あなたの職場
ほんとうに「健康」？
──測定・評価

II
Q & A

第1章

WEとはなんだろう？

第2章

WEを取り入れよう！

第3章

WEを高める方法

第4章

WEはここでも役立つ！

Q-15 企業組織の公正とワーク・エンゲイジメントにはどのような関係がありますか？

井上彰臣

Answer

企業組織の公正はワーク・エンゲイジメント（WE）の上昇と関連しています。

I　企業組織の公正とWE

高度経済成長期に導入された年功序列型の人事制度に代わり，現在，多くの企業が成果主義を導入し始めています。その背景には，これまでの年功序列型の賃金体系の維持が困難になってきたことに加え，若手従業員のモチベーションのアップを図りたいという企業側の思惑がありますが，成果主義型の人事制度を円滑に運用するためには，人事考課や資源配分を行う際の公正性を担保することが不可欠です。

組織的公正（organizational justice）は，「企業組織が従業員を公正に取り扱っているか」に着目した概念で，社会心理学や組織行動学の分野を中心に研究が行われてきました。これまでに，組織的公正が従業員のモチベーションや組織コミットメント（企業に対する帰属意識）を高めることが明らかになっていますが，WEも例外ではありません。

たとえば，日本の単一製造業（本社）に勤務する従業員を対象とした研究（Inoue et al., 2010）では，組織的公正のうち，手続き的公正（procedural justice：企業組織が資源配分や評価・処遇の意思決定を行う際のプロセスに関する公正性）と相互作用的公正（interactional justice：上司の部下に対する接し方に関する公正性）に着目し，WEとの関連を検討しています。その結果，いずれの公正性もWEの上昇と有意に関連することが明らかになっています。さらに，この研究では，組織的公正とWEとの関連には，上司や同僚の支援が媒介している可能性も示唆されています。

組織的公正は，従業員個人のWEを高めるだけでなく，個人を取り巻く上

司や同僚の援助行動を促進させ，企業組織全体を活性化させる鍵となっていると言えるでしょう。

II　仕事のパフォーマンスにも影響

　組織的公正がWEの上昇と関連していることはわかりましたが，「組織的公正は仕事のパフォーマンス（労働生産性）の上昇とも関連しているのか？」については，経営者や人事労務担当者の方は特に気になるところと思います。日本の単一製造業（5支社）に勤務する従業員を対象とした研究（Nakagawa et al., 2015）では，組織的公正の経年変化が仕事のパフォーマンスに及ぼす影響を検討しています。その結果，手続き的公正が高い水準で維持されている職場環境にいる従業員は，仕事のパフォーマンスが有意に高いことが明らかになっています。

　企業組織が透明性の高い意思決定システムを確立し，公正な人事考課や資源配分を行っていくことは，従業員のWEだけでなく，仕事のパフォーマンスを高めることにもつながりそうです。

●文献

Inoue A, Kawakami N, Ishizaki M et al. (2010) Organizational justice, psychological distress, and work engagement in Japanese workers. Int Arch Occup Environ Health 83 ; 29-38.

Nakagawa Y, Inoue A, Kawakami N et al. (2015) Change in organizational justice and job performance in Japanese employees : A prospective cohort study. J Occup Health 57 ; 388-393.

II
Q&A

第1章

WEとはなんだろう？

第2章

WEを取り入れよう！

第3章

WEを高める方法

第4章

WEはどこでも役立つ！

Q-16 ワーク・エンゲイジメントにはどのような個人資源が関係していますか？

外山浩之

Answer

I WEに寄与する個人の資源

　ワーク・エンゲイジメント（WE）を促進する代表的な要因として，仕事のコントロール，職場のソーシャルサポート，上司からのフィードバックなどの仕事や職場の資源が挙げられます。これらの要因は，人間の基本的な心理的欲求（詳しくはRyan & Deci（2000）の自己決定理論を参照）を満たし，いきいきと仕事に励むための原動力として機能します（Schaufeli & Taris, 2014）。

　こうした仕事に関する資源に加えて，最近の研究では，個人の資源（personal resources）の重要性も指摘されています。個人の資源とは，個人内に存在する心理的な資源のことで，自己効力感（自己の有能感），自尊心，希望，楽観性，レジリエンス（回復力）などがそれに該当します。これらの要因は総称して「心理的資本（psychological capital）」とも呼ばれており，仕事へのモチベーションと関連する重要な要因であると考えられています。

　たとえば，Xanthopoulou et al.（2007）はオランダの電気機器メーカーに勤務する1,439名の労働者を対象に，仕事の資源（仕事のコントロール，職場のソーシャルサポート，上司のスーパーヴァイズ，専門技術のスキルアップの機会など）に加え，個人の資源（全般性自己効力感，組織内自尊感情，楽観性）がWEにどのように影響しているかを調査しました。その結果，個人の資源はWEに直接的にポジティブな影響を与えていることが明らかになりました。さらに興味深いことに，仕事の資源は個人の資源を介して間接的にWEを高めていること，そして個人の資源は仕事の資源を通してWEに寄与していることも明らかにされました。つまり，仕事の資源が豊富な環境で仕事をしている個人ほど，自己に対するポジティブな印象が高まり，仕事に自信や希望を持つことができ，その結果，WEが高くなる傾向があるということ，そして個

II
Q&A

1
知っておきたい「働く」を
考えるキーワード

2
「働くひと」への影響
──健康・睡眠・生活

3
WEの理念

4
あなたの職場、
ほんとうに「健康」？
──測定・評価

人の資源を豊富に有している人ほど，WE を促す仕事の資源を獲得する可能性が高いことを示しています。これらの知見は仕事の資源と個人の資源との関係が互恵的・双方向的であることを示しており，それぞれの資源が WE に与える影響のメカニズムを明らかにしている点で大変興味深いものです。

II　その他の個人の資源

　　ここまで，WE に寄与するいくつかの個人の資源について見てきました。しかし，ここで取り上げた要因だけが WE の向上に寄与する個人の資源というわけではありません。その他の個人要因も，個人の資源となり，WE にポジティブな効果を有している可能性があります。たとえば，ポジティブ心理学において注目を集めている感情の処理能力「情動知能（emotional intelligence）」は，仕事の資源やワーク・エンゲイジメントを促進することが報告されています（Toyama & Mauno, 2017）。また，物事をやり抜く力「根気（grit）」についても同様の効果が認められています（Suzuki et al., 2015）。他にもポジティブ心理学で重要視されている他の個人要因，たとえば，好奇心（curiosity），忍耐（persistence），感謝（gratitude）などにも同じようなはたらきを想定することができます。今後の研究では，WE を高める個人の資源を特定し，その資源の向上に有効な介入手法の開発が期待されます。

● 文献

Ryan RM & Deci EL (2000) Self-determination theory and the facilitation of intrinsic motivation, social development, and well-being. Am Psychol 55-1 ; 68-78.

Schaufeli WB & Taris TW (2014) A critical review of the Job Demands-Resources Model : Implications for improving work and health. In : G Bauer & O Hämmig (Eds.) Bridging Occupational, Organizational and Public Health. Dordrecht : Springer, pp.43-68.

Suzuki Y, Tamesue D, Asahi K et al. (2015) Grit and work engagement : A cross-sectional study. PLoS ONE 10 ; e0137501.

Toyama H & Mauno S (2017) Associations of trait emotional intelligence with social support, work engagement, and creativity in Japanese eldercare nurses. Jpn Psychol Res 59 ; 14-25.

Xanthopoulou D, Bakker AB, Demerouti E et al. (2007) The role of personal resources in the job demands-resources model. Int J Stress Manag 14 ; 121-141.

II
Q & A

第1章

WEとはなんだろう？

第2章

WEを取り入れよう！

第3章

WEを高める方法

第4章

WEはここでも役立つ！

Q-17 心理的資本がワーク・エンゲイジメントを高めると聞いたのですが，心理的資本とはどのようなものですか？

外山浩之

Answer

I　心理的資本とは

　資本は，過去のさまざまな経験や活動から蓄積され，生産活動の可能性を拡げるために重要な役割を果たしています。資本という言葉はしばしば経済学で使用され，事業を始めるための元出を意味します。資本金，人的資本（ヒューマン・キャピタル），社会関係資本（ソーシャル・キャピタル）といった言葉が示唆するように，資本とは企業活動を行い，維持していく上での基礎といえます。

　これらの資本に加えて，最近「心理的資本（psychological capital）」という概念が注目されています。心理的資本とは，以下の①〜④のような，個人の意欲や成長に関係する心理的な要因を指します。

① 自己効力感（self-efficacy）

　自己効力感とは，「ある結果のために有効な行動を遂行できるという自己の確信の程度」と定義されており，自らの成功や達成経験，他者の成功や達成経験の観察，言語的な説得，および受動的／身体的な覚醒によって生み出されるとされています（Bandura, 1977）。

② 自尊心（self-esteem）

　自尊心は，ありのままの自分を尊重し受け入れる態度を意味し，自己に対するポジティブな認知，すなわち自己肯定感と深く関連しています。よく自己効力感と混同されますが，自己効力感が自分の能力や有効性への知覚や信念，コンピテンスを示唆するのに対して，自尊心は自分自身を尊い存在であると認識し，愛しみ，大切にする傾向を示唆するという点で異なります。

③ 希望（hope）

　希望は，将来の望ましい目標や結果に対する望みを意味し，心理学の背景

では個人の特性やコンピテンスとして解釈されています。希望は，目標達成やWell-beingに影響する個人の行動に関連しており，目標追求を動機づけ，そのプロセスを維持するためのエネルギーとして機能します。

④　レジリエンス（resilience）

　レジリエンスは一般的に「ストレスや葛藤から跳ね返る能力」と定義され，逆境に直面した後の心身の適応プロセスを示唆する概念です。レジリエンスは，ストレスなどの外的な刺激による歪みを示唆する「脆弱性（vulnerability）」と対照的な考え方で，個人のストレスへの柔軟性や逆境からの回復力を意味します。

Ⅱ　心理的資本の育成とエンゲイジメント

　上述の心理的資本の多くは個人のコンピテンスと解釈されており，トレーニングによって高めることができると考えられています。代表的なトレーニングとしてLuthans et al.（2006）によって開発された短期的なワークショップ形式のトレーニングPsychological Capital Intervention（PCI）が挙げられます。PCIは，それぞれの心理的資本の性質を考慮し，これらを効率的に高めるように設計されています（Luthans et al., 2008）。このようなトレーニングの目的は，心理的資本を育成し，個人の能力を高める点にあります。したがって，心理的資本を高めるためのトレーニングはワーク・エンゲイジメントの促進，ひいては生産性の向上に寄与すると考えられます（例 Luthans et al., 2007）。しかし，心理的資本という概念は日本ではまだあまり浸透していないため，そのトレーニング方法も確立されていません。今後，心理的資本を効果的に育成するためのプログラムの開発が望まれます。

●文献

Bandura A（1977）Self-efficacy : Toward a unifying theory of behavioral change. Psychol Rev 84 ; 191-215.

Luthans F, Avey JB, Avolio BJ et al.（2006）Psychological capital development : Toward a micro-intervention. J Organ Behav 27 ; 387-393.

Luthans F, Avey JB & Patera J（2008）Experimental analysis of a web-based training intervention to develop positive psychological capital. Acad Manage Learn & Educ J 7 ; 209-221.

Luthans F, Avolio BJ, Avey JB et al.（2007）Positive psychological capital : Measurement and relationship with performance and satisfaction. Pers Psychol 60 ; 541-572.

II
Q&A

第1章

WEとはなんだろう?

第2章

WEを取り入れよう!

第3章

WEを高める方法

第4章

WEはここでも役立つ!

Q-18 ワーク・エンゲイジメントはどのように測るのですか?
また，新職業性ストレス簡易調査票では，なぜワーク・エンゲイジメント尺度の「没頭」が省かれているのですか?

大塚泰正

Answer

I　UWES尺度の種類や違い

ワーク・エンゲイジメント（WE）は，ユトレヒト・ワーク・エンゲイジメント尺度（UWES）で測ることができ，17項目版，9項目版，3項目版の3つのバージョンがあります。いずれも，WEの3つの要素である「活力」「熱意」「没頭」を測ることができますが，各要素の測定に用いられる項目数が異なっています。9項目版，3項目版は，17項目版から項目を一部抜き出したものになりますが，すべてのバージョンにおいて信頼性と妥当性が検証されていますので，どのバージョンを使用しても研究や実践上の大きな支障はないと思います。

日本語版UWES 17項目版，9項目版の信頼性・妥当性についてはShimazu et al.（2008）に報告されています。また，日本語版UWES 3項目版の信頼性・妥当性についてはSchaufeli et al.（2017）に報告されています。各尺度に含まれる質問項目を右表にまとめましたので，ご参照ください。なお，回答形式は「全くない（0）」～「いつも感じる，毎日（6）」までの7件法です。得点が高いほど，WEが高いことを示します。

II　新職業性ストレス簡易調査票でWE尺度の「没頭」が省かれている理由

「没頭」は，強迫的な働き方と働きすぎを特徴とするワーカホリズムとも関連していることがSchaufeli et al.（2008）によって示されています。新職業性ストレス簡易調査票（Inoue et al., 2014）では，WEのみを独立して測定するため，「没頭」を測定する質問項目は省くことになりました。

新職業性ストレス簡易調査票（標準版・短縮版）に含まれるWEを測る質問は，「仕事をしていると，活力がみなぎるように感じる」「自分の仕事に誇りを感じる」の2項目です。回答形式は「ちがう（1）」～「そうだ（4）」までの

表　日本語版 UWES の各バージョンにおける質問項目一覧

項　目	17項目版	9項目版	3項目版
仕事をしていると，活力がみなぎるように感じる	○	○	○
自分の仕事に，意義や価値を大いに感じる	○		
仕事をしていると，時間がたつのが速い	○		
職場では，元気が出て精力的になるように感じる	○	○	
仕事に熱心である	○	○	○
仕事をしていると，他のことはすべて忘れてしまう	○		
仕事は，私に活力を与えてくれる	○	○	
朝に目がさめると，さあ仕事へ行こう，という気持ちになる	○	○	
仕事に没頭しているとき，幸せだと感じる	○	○	
自分の仕事に誇りを感じる	○	○	
私は仕事にのめり込んでいる	○	○	○
長時間休まずに，働き続けることができる	○		
私にとって仕事は，意欲をかきたてるものである	○		
仕事をしていると，つい夢中になってしまう	○	○	
職場では，気持ちがはつらつとしている	○		
仕事から頭を切り離すのが難しい	○		
ことがうまく運んでいないときでも，辛抱強く仕事をする	○		

©Schaufeli & Bakker（2003）ユトレヒト・ワーク・エンゲイジメント尺度は，営利目的ではなく学術研究が目的の場合には自由にご使用いただけます。営利目的あるいは非学術研究での使用を目的とされる場合には，著者による書面での許可が必要です。

4件法です。UWESとは回答形式が異なることに注意してください。こちらも，得点が高いほど，WEが高いことを示します。

● 文献

Inoue A, Kawakami N, Shimomitsu T et al. (2014) Development of a short questionnaire to measure and extended set of job demands, job resources, and positive health outcomes : The new brief job stress questionnaire. Ind Health 52 ; 175-189.

Schaufeli WB, Shimazu A, Hakanen J et al. (2017) An ultra-short measure for work engagement : The UWES-3 validation across five countries. Eur J Psychol Assess. Advance online publication. DOI : 10.1027/1015-5759/a000430

Schaufeli WB, Taris TW & van Rhenen W (2008) Workaholism, burnout, and work engagement : Three of a kind or three different kinds of employee well-being? Appl Psychol Int Rev 57-2 ; 173-203.

Shimazu A, Schaufeli WB, Kosugi S et al. (2008) Work engagement in Japan : Validation of the Japanese version of the Utrecht Work Engagement Scale. Appl Psychol Int Rev 57-3 ; 510-523.

II
Q & A

第1章

WEとは
なんだろう?

第2章

WEを
取り入れよう!

第3章

WEを
高める方法

第4章

WEは
ここでも役立つ!

Q-19 ストレスチェックとワーク・エンゲイジメントの測定が一緒にできると便利だと思うのですが，そのような方法はありますか？

宮中大介

Answer

ストレスチェック実施時にワーク・エンゲイジメント（WE）を測定するためには，ストレスチェックの調査票として，WEを測定する項目を含む調査票である新職業性ストレス簡易調査票を採用する方法が考えられます。

わが国において，ストレスチェックの調査票として現在最も一般的に用いられているのは，新職業性ストレス簡易調査票の前身である職業性ストレス簡易調査票と考えられます。1990年代後半に開発されて以来，職業性ストレス簡易調査票はストレスチェックを実施する企業に多く利用されており，ストレスチェック制度義務化以降「労働安全衛生法に基づくストレスチェック制度実施マニュアル」において，法令により定められたストレスチェックの調査票が満たすべき要件を満たす調査票として推奨されたことで，事実上の標準となりました。

職業性ストレス簡易調査票が開発された時期には，現在のようなポジティブメンタルヘルスの考え方は一般的ではありませんでした。そのため，職業性ストレス簡易調査票に含まれる項目は，仕事の負担や仕事の資源，ストレス反応に関する項目が中心で，WEのようなポジティブメンタルヘルスに関連した項目は含まれていません。そこで，2009〜2011年度の厚生労働省委託研究において開発されたのが，職業性ストレス簡易調査票に，マネジメントや組織風土に関するより幅広い職場環境要因を測定する項目と，WE，職場の一体感というポジティブメンタルヘルスに関連する項目が追加された，新職業性ストレス簡易調査票です。

新職業性ストレス簡易調査票は，先述の通り，職業性ストレス簡易調査票を内包する形で開発された調査票ですから，必然的にストレスチェックの調査票として法令上求められる要件は満たしています。また，調査票としての

信頼性，妥当性も確認されています（Inoue et al., 2014a, 2014b）

　なお，ストレスチェックは，業務中の受検が基本ですので，職業性ストレス簡易調査票よりも大幅に項目が増加した新職業性ストレス簡易調査票を採用する場合には，従業員の負担を考えて，標準版よりも80問の短縮版が採用されることが実務上は多いように思います。

　新職業性ストレス簡易調査票を用いてWEを測定する上での留意点としては，WEを構成する3つの要素である，活力，熱意，没頭のうち，没頭を測定する項目が含まれていない点です。新職業性ストレス簡易調査票の開発を開始した当初には，WEの3つの構成要素を測定する項目が含まれる予定でしたが，産業保健スタッフから，没頭がワーカホリックにつながる懸念があるとの意見が出たために，没頭に関する項目が除外されたという経緯（川上ほか，2012）があります。したがって，新職業性ストレス簡易調査票が学術的な意味でのWEの概念をそのまま測定している訳ではない点には留意が必要です。

● 文献

Inoue A, Kawakami N, Shimomitsu T et al. (2014a) Development of a short questionnaire to measure an extended set of job demands, job resources, and positive health outcomes : The new brief job stress questionnaire. Ind Health. 52-3 ; 175-189.

Inoue A, Kawakami N, Shimomitsu T et al. (2014b) Development of a short version of the new brief job stress questionnaire. Ind Health. 52-6 ; 535-540.

川上憲人，下光輝一，原谷隆史ほか (2012) 新職業性ストレス簡易調査票の完成．In：川上憲人主任研究．厚生労働省厚生労働科学研究費補助金労働安全衛生総合研究事業「労働者のメンタルヘルス不調の第一次予防の浸透手法に関する調査研究」平成23年度総括・分担研究報告書．pp.266-277.

II
Q&A

第1章
WEとはなんだろう？

第2章
WEを取り入れよう！

第3章
WEを高める方法

第4章
WEはここでも役立つ！

Q-20 ワーク・エンゲイジメントの測定を行う場合，質問紙以外で測定する方法があれば教えてください。

荒川 豊

Answer

　ワーク・エンゲイジメント（WE）を直接計測できるセンサや測定器は，現在はありません。しかし，身体に現れるさまざまな変化を捉えるセンサは広く用いられるようになり，そうしたセンサで計測された身体情報とWEの状態との関係を見出そうとする研究も進んでいます。センサとは，何らかの物理的な変化を数値として理解できる形に変えてくれるもので，実は，皆さんがお持ちのスマートフォンにもたくさんのセンサが搭載されています。たとえば，加速度（動きの強さ）を測るセンサを使うことで，歩行や着座といった動作から，歩数や階段昇降数などの活動量を計測できます。また，スマートフォンにはGPS（Global Positioning System）が内蔵されているため，一日の移動経路や屋内外の活動時間なども計測可能です。近年広がりつつある，スマートウォッチ（例 Apple Watch）やアクティビティトラッカー（例 Fitbit）には，心拍計も内蔵されており，ストレスと相関のある皮膚電位反応や交感神経と副交感神経のバランス（LF/HF）を計測可能なデバイス（例 Empatica E4）も市販されています。

　最近では，こうした最先端のデバイスを用いて，質問紙の回答と照らし合わせた研究（Amenomori et al., 2017）が行われています。この研究の対象はWEではなく，WHOQOL-BREFという世界保健機関（WHO）が開発した生活の質（Quality of life：QOL）を測る調査票の短縮版におけるHRQOL（Health Related QOL：健康に関連する生活の質）に関するものですが，26項目から構成される質問紙に毎日回答してもらうと同時にスマートフォンやEmpatica E4を用いて，心拍や皮膚電位反応，毎日の睡眠時間や移動距離などを計測しています。そして，Random Forestという機械学習アルゴリズムを用いて，質問紙の各項目とデータの関係性を学習させたところ，17項目については9割

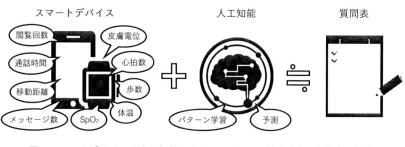

図　スマートデバイスと人工知能によるワーク・エンゲイジメント推定の概念

以上の精度で質問紙の回答をセンサから予測できたと報告されています。今後，センサを搭載したデバイスが広がることで，WEも測定できるようになる可能性があります。

　上の図は，こうした研究の概念を示したものです。スマートフォンやスマートウォッチからさまざまなデータを収集し，そのデータを人工知能によって学習することによって，質問表で得られる回答に近いものを得ようと試みています。これが実現すると，測定が楽になるだけではなく，継続的な測定が可能になるという利点があります。

　ストレス計測に関しては，2018年3月にNTTドコモから，スマートフォンだけでストレスを測定するシステムが商用化されました。スマートフォンから，位置情報や画面のON/OFFなど端末の利用状況を示すデータ，移動パターンや歩行，静止など身体的行動，電話の回数などを取得し，その行動特徴と心拍間隔から算出したストレス値の関係性を人工知能で学習させることで，ストレスの推定に成功しています。

　他の手法としては，会社で使うグループウェア（例 Microsoft Teams, Workplace by Facebook）やチャットシステム（例 slack）上のコミュニケーションログを解析してエンゲイジメントを計測しようとする試みも広がっています（ラボラティック社，HP）。リモートワーク主体の会社で，ほとんどの情報がこうしたクラウドサービス上に残る場合は，有用なアプローチになりうると考えられます。

II
Q & A

第1章

WEとはなんだろう？

第2章

WEを取り入れよう！

第3章

WEを高める方法

第4章

WEはここでも役立つ！

● 文献

Amenomori C, Mizumoto T, Suwa H et al. (2017) A method for simplified HRQOL measurement by smart devices. 7th EAI International Conference on Wireless Mobile Communication and Healthcare (MobiHealth 2017). Nov. 2017.

ラボラティック社HP (https://laboratik.com/index.html [2018年6月1日閲覧])

NTTドコモ．報道発表資料（お知らせ）スマートフォンを使ってストレスを推定する技術を開発 —— 慶應義塾大学，東京大学と共同開発．(https://www.nttdocomo.co.jp/info/news_release/2018/03/19_02.html [2018年8月24日閲覧])

2

ワーク・エンゲイジメント
を取り入れよう！

Q-21

ワーク・エンゲイジメントの向上施策を取り入れたいのですが，経営層の説得に苦労しています。ワーク・エンゲイジメントが企業の経営にとって良いという根拠を教えてください。

島津明人

Answer

I　経営層の誤解を解く

近年，ワーク・エンゲイジメント（WE）に関する研究が積極的に展開されるようになり，その成果を経営につなげようとする動きが盛んになってきました。こうした動きは，産業保健スタッフ，人事スタッフが中心となってボトムアップで行うケースが多いのですが，彼（女）らがぶつかる壁のひとつが，経営層の理解不足です。なぜなら，経営層の主な関心は生産性の向上にあることが多く，健康に配慮することで生産性がかえって低下するのではないか，という誤解がいまだに根強く残っているためです。経営層のこうした誤解を解き，WEに注目した経営につなげるための説得のポイントに，以下の3つがあります。

II　WEが経営に効く3つのポイント

1つ目は，それぞれの会社の経営理念と関連づけて説明する方法です。多くの企業では，「新しい価値を創造する」「お客様の視点に立ってサービスを提供する」などを理念として提示していますが，これらの達成には，社員一人ひとりが，健康でいきいきと働くことが不可欠です。

2つ目は，国内外の政策，社会経済状況，経営動向に関連づけて説明する方法です。国際連合（国連）による持続可能な開発目標（United Nations, HP）では，「3. すべての人に健康と福祉を」「8. 働きがいも経済成長も」に見られるように，健康，働きがい，経済成長は世界共通の開発目標に位置づけられています。また，世界保健機関（WHO）は，2017年の世界メンタルヘルスデー（World Health Organization, HP）のテーマとして「職場のメンタルヘルス」を取り上げ，経営者や管理職は，健康の増進と生産性の向上に関わる必要があると述べています。一方，わが国では，日本再興戦略において健康経営（健

II
Q & A

1

経営層にプレゼンしよう！
──メリットの分析・提案

2

人事労務管理にも
どんどん使おう！
──マネジメントの方法

3

産業保健スタッフや
関係部署と連携しよう！
──コラボレーションの要点

康経営研究会，HP）の推進が重点化されるなど，経営戦略の一部として労働者の健康支援に取り組む動きが加速しています。特に，健康経営銘柄の選定，健康経営優良法人の認定などは，経営層にとっても関心の高い事項です。

3つ目は，科学的根拠に基づく説明です。経営層は「数字が好き」な方が多いので，WEと生産性との関連を，客観的な数値で提示することも有用です。たとえば，WEの高い職場では，顧客による従業員のパフォーマンス評価とロイヤルティーが高いこと（Salanova et al., 2005），WEの高い従業員は，マニュアルで決められた行動だけでなく，マニュアルで決められていない「気の利いた行動」も多いこと（Xanthopoulou et al., 2008），WEの高いチームは売り上げが多いこと（Xanthopoulou et al., 2009），国レベルで集計したWEと国民総生産との間に正の相関があること（$r = 0.49$, $p<.01$）などは，科学的根拠の一例です。

これらの3つのポイントを念頭に，経営層を説得してはいかがでしょうか。

●文献

Salanova M, Agut S & Peiró JM (2005) Linking organizational resources and work engagement to employee performance and customer loyalty : The mediation of service climate. J Appl Psychol 90 ; 1217-1227.

Schaufeli WB (2017) Work engagement in Europe : Relations with national economy, governance, and culture. Research Unit Occupational & Organizational Psychology and Professional Learning (internal report). KU Leuven, Belgium.

特定非営利活動法人健康経営研究会．健康経営とは．(http://kenkokeiei.jp/ ［2018年7月9日閲覧］)

United Nations. Sustainable development knowledge platform. (https://sustainabledevelopment. un.org/sdgs ［2018年7月9日閲覧］)

World Health Organization. World Mental Health Day 2017 : Mental health in the workplace. (http://www.who.int/mental_health/world-mental-health-day/2017/en/ ［2018年7月9日閲覧］)

Xanthopoulou D, Bakker AB, Heuven E et al. (2008) Working in the sky : A diary study on work engagement among flight attendants. J Occup Health Psych 13 ; 345-356.

Xanthopoulou D, Bakker AB, Demerouti E et al. (2009) Work engagement and financial returns : A diary study on the role of job and personal resources. J Occup Organ Psych 82 ; 183-200.

II
Q&A

第1章

WEとはなんだろう？

第2章

WEを取り入れよう！

第3章

WEを高める方法

第4章

WEはどこでも役立つ！

Q-22 ワーク・エンゲイジメントを高めることは，残業時間削減や年次有給休暇の取得率向上などにつながりますか？

平松利麻

[Answer]

I WE向上を働き方改革につなげるには

2019年4月より，いわゆる働き方改革関連法が施行されるなど，政府は働き方改革を積極的に進めています。これに呼応する形で，残業時間削減や年次有給休暇取得の向上などに取り組む企業が増えています。

さて，ワーク・エンゲイジメント（WE）を高めることは，これらの働き方改革や生産性向上につながるのでしょうか。川上（2012）によると，WEを高めることは人材の確保・定着を実現し，ひいては組織の生産性向上にもつながるとされています。

では，WEを高めつつ残業時間の削減や年次有給休暇取得の向上などの働き方改革を実現するには，具体的にどうすれば良いのでしょうか。筆者がお勧めするのは定期的な勤怠データのチェックです。勤怠データとは，各従業員の出勤・退勤時刻，日々の時間外・休日労働の発生状況，年次有給休暇の取得状況や欠勤状況のことです。これらのデータを会議の場などで定期的に取り上げ，話し合うことで自然と労働時間は減っていき，結果として生産性を高めることができるのです。これは，体重を毎日測ると痩せる，というダイエット方法と同じ原理です。

II 上手に活用したい安全衛生委員会

この勤怠データチェックの場に活用したいのが，安全衛生委員会です。安全衛生委員会は，労働安全衛生法により，労働者の健康を守るために事業場単位で規模に応じて設置および開催が義務づけられているものです。働き方改革の目的にも一致しますし，会社の安全配慮義務を履行するためにも非常に有効です。

各職場を代表する従業員に委員として入ってもらうことで，各職場特有の

II
Q&A

1

経営層にプレゼンしよう！
──メリットの分析・提案

2

人事労務管理にも
どんどん使おう！
──マネジメントの方法

3

産業保健スタッフや
関係部署と連携しよう！
──コラボレーションの要点

事情や課題がわかるため，より具体的な対策が打てますし，それぞれの職場に戻って取り組みを効果的に推進してもらうことが期待できます。さらに，可能であれば，産業医や保健師などの産業保健スタッフや社会保険労務士などの専門家にも会議に参加してもらうと，よりスムーズに働き方改革が実現できるでしょう。

Ⅲ 「ポジティブな視点」が働き方改革成功のカギ

　最後に，残業時間削減や年次有給休暇の取得率向上などの働き方改革を成功させるための重要なポイントをお伝えしましょう。それは「ポジティブな視点で行う」ということです。普段の仕事の中では，不具合やうまくいっていない点を見つけて改善することが多いですが，WEを高めるためには，①はじめに職場の良い点やうまくいっている点などの強みを見つけ，②その強みをさらに伸ばしていくことで，職場の理想の姿が実現できるようにする，という順序で取り組むことが肝要です。

　たとえば，会社全体を見渡してみると，残業時間が少ない部署もあるはずです。もし部署単位では差が見られなかったとしても，従業員一人ひとりを見ていけば，高い生産性をあげているにもかかわらず残業時間の少ない人もいるはずです。この残業が少ない人＝うまくいっている人たちを見つけた上で，うまくいっている秘訣を引き出し，それをほかの従業員や部署に対して応用できないか，といった視点で取り組むのです。この方法は，実は安全衛生委員会の委員一人ひとりの安全衛生委員会に対するWEを高めることにつながります。職場のできていない点や弱みばかりを取り上げるのではなく，良い点に目を向けていれば，会議の場でもポジティブな言葉がたくさん出ますし，話し合っていても明るい気持ちで前向きに取り組むことができます。結果として，自社の働き方改革をより一層進めることが期待できるのです。さらに，「職場活性化ワークショップ（Q-46参照）」などを企画し，安全衛生委員会の場で実践してみても良いでしょう。

●文献

川上憲人 主任研究（2012）厚生労働省厚生労働科学研究費補助金労働安全衛生総合研究事業「労働者のメンタルヘルス不調の第一次予防の浸透手法に関する調査研究」平成23年度総括・分担研究報告書.

II
Q & A

第1章

WEとはなんだろう？

第2章

WEを取り入れよう！

第3章

WEを高める方法

第4章

WEはここでも役立つ！

Q‑23 従業員や職場の強みに焦点を当てる解決志向型アプローチは，従来型の問題解決型アプローチに比べてどのようなメリットがありますか？

北居 明

Answer

　ワーク・エンゲイジメントのように，強みに焦点を当てて能力を伸ばす解決志向型アプローチは，問題解決型アプローチと比べて人々を元気づけ，協働的で創造的な問題解決を促す効果があります。

I　問題解決型と解決志向型の特徴

　人々や組織，そして社会の問題を解決する方法には，大きく分けて2つのアプローチがあります。1つ目は，問題解決型アプローチです。これは，問題の原因を分析・特定し，それに合わせた処方箋を考え，実行に移していく方法です。これは，自然科学における問題を解決する方法として発展してきました。2つ目は，解決志向型アプローチです。これは，問題の原因を追及するのではなく，個人や組織が持っている可能性や強みについて問いかけ，それらを拡張・活用しようとする方法です。この方法は，セラピーの分野で発展してきました。

II　問題解決型アプローチの「意図せざる結果」

　問題解決型アプローチの特徴は，問題を一種のパズルと同じようにとらえるところにあります。問題は，どれほど複雑であっても，すべてのピースがそろえば解決します。そのためには，問題の原因に対する厳密な分析が必要です（De Jong & Berg, 2013）。しかし，このようなアプローチを人間や組織に適用した場合，しばしばさらなる問題を生み出します。

　そのひとつは，問題の焦点を明らかにしようとすることによって，その対象となる人や組織を構成する人を「問題のある人」や「問題の犠牲者」とみなしてしまう危険があるということです。このような見方は，彼らの自己効力感を低下させ，さらなる欠陥や問題に目を向けさせるようになります（de Shazer, 1994）。

さらに，原因分析の過程で「犯人探し」が行われることもあります。問題
の原因とみなされた人々は，自信を失ったり，敵意を持つこともあるでしょ
う。このことは同時に，組織を「解決する側」と「解決される側」に分断して
しまう危険をもたらします。つまり，問題解決型を人間や組織の問題に適用す
ると，個人の自己効力感や組織の関係性を弱体化させる危険があるのです。

Ⅲ　解決志向型アプローチの効果

　一方の解決志向型アプローチでは，問題が解決した状態，あるいは問題が
比較的軽い状態を分析し，それを促進することで問題解決を図ることを目指
します。その際，焦点が当てられるのは問題の原因ではなく，問題解決につ
ながる強みや可能性です（Jackson & McKergow, 2007）。このアプローチの特徴
は，社会の問題は複雑に関係し合っており，ある問題の解決は他の問題の原
因ともなりうるという考え方です。前述のように，問題の原因を分析して問
題解決を図ろうとすることそのものが，新たな問題を生み出すこともあるの
です。このアプローチでは，問題を人々によって構築されたものとみなし，
実在するものとは考えません。つまり，人間や組織の中で問題が発生してい
るときもあれば，そうでないと考えられるときもあると捉えます。

　このような見方によって，問題に悩まされている人々が可能性を見出すこ
とができます。問題が発生していないときに焦点を当てることで，自分たち
を犠牲者ではなく，解決能力を持つ主体とみなすことが可能になり，自己効
力感を高めることができます。また，人々が互いの強みや可能性を発掘する
ことで，互いの関係性が良くなり，信頼関係やチームワークを形成すること
ができるようになります。

　さらに，可能性や強みの探索は，人々の間に喜びや楽しみ，勇気といった
ポジティブな感情を生み出すこともあります。Fredrickson（2001）の「拡張－
形成理論」によれば，ポジティブな感情は，人々に回復力をつけ，偶発的な
不幸に対する対処力をつけるだけでなく，アイデアや創造性に対する開放性，
および創造的行為に対するキャパシティを増加させると言われています。つ
まり，解決志向型は人々を元気づけ，協働的かつ創造的な問題解決をもたら
す効果があると言えます。

Ⅱ
Q & A

1
経営層にプレゼンしよう！
──メリットの分析・提案

2
人事労務管理にも
どんどん使おう！
──マネジメントの方法

3
産業保健スタッフや
関係部署と連携しよう！
──コラボレーションの要点

II
Q & A

第1章

WEとはなんだろう？

第2章

WEを取り入れよう！

第3章

WEを高める方法

第4章

WEはここでも役立つ！

● 文献

De Jong P & Berg IK (2013) Interviewing for Solutions, 4th Edition. Belmont, CA : Brooks/Cole, Cengage Learning. (桐田弘江, 住谷裕子, 玉真慎子 訳 (2016) 解決のための面接技法 第4版──ソリューション・フォーカストアプローチの手引き. 金剛出版)

de Shazer S (1994) Words Were Originally Magic. New York : WW Norton & Co Inc. (長谷川啓三 監訳 (2014) 解決志向の言語学──言葉はもともと魔法だった. 法政大学出版局)

Fredrickson BL (2001) The role of positive emotions in positive psychology : The broaden-and-build theory of positive emotions. Am Psychol 56 ; 218-226.

Jackson PZ & McKergow M (2007) The Solutions Focus : Making Coaching and Change SIMPLE, 2nd Edition. London : Nicholas Brealey. (青木安輝 訳 (2008) 組織の成果に直結する問題解決法──ソリューション・フォーカス. ダイヤモンド社)

II
Q & A

1

経営層にプレゼンしよう！
──メリットの分析・提案

2

人事労務管理にも
どんどん使おう！
──マネジメントの方法

3

産業保健スタッフや
関係部署と連携しよう！
──コラボレーションの要点

Q-24

実際にワーク・エンゲイジメントを経営に活用した企業はありますか？　事例があれば教えてください。

小林由佳

Answer

I　健康いきいき職場づくりの実践企業

　まず，ワーク・エンゲイジメント（WE）を理想的な職場の条件のひとつと位置づける「健康いきいき職場づくり」の活動をご紹介します。2012年厚生労働省厚生労働科学研究費労働安全衛生総合研究事業「労働者のメンタルヘルス不調の第一次予防の浸透手法に関する調査研究」では，職場のメンタルヘルスの一次予防の新しい枠組みとして「健康いきいき職場づくり」が提唱されました。「健康いきいき職場づくり」では，WE を「従業員のいきいき」として，「従業員の心身の健康」「組織のいきいき（職場の一体感）」とともに理想的な職場の3条件と位置づけています。そして，企業の実践を促すため，「健康いきいき職場認証制度」が2014年度にスタートしました（川上ほか，2014）。この認証制度では，5つの評価項目を設定しています（①トップによる宣言，②組織目標との連動，③PDCAサイクルでの実践，④具体的な取り組み，⑤定量的・定性的評価の実施）。なかでも，①と②にみるように，組織単位のトップが取り組みにコミットしていること，組織目標と本来的な意味，目的とのつながりがあること，が重視されます。これらの評価を経て認証を受けた企業は，経営として WE 向上に取り組んでいる好事例として参考になるでしょう（健康いきいき職場づくりフォーラム，HP）。

II　メンタルヘルス方針の基本姿勢とした企業

　全社のメンタルヘルス方針の中で WE を従業員の目指す姿として規定し，取り組みを進めている会社もあります（小林，2012）。Honda では，全国の各事業所で独自に進められてきたメンタルヘルス推進活動の質を向上させるため，2009年に「オールHonda心の健康づくり方針」およびガイドラインを出し，方針とルールを全社で統一しました。この方針の基本姿勢は，会社の基

II
Q & A

第1章
WEとはなんだろう？

第2章
WEを取り入れよう！

第3章
WEを高める方法

第4章
WEはここでも役立つ！

《基本姿勢》　わたしたちは，人間尊重の理念に基づき，個々の多様性を認め，コミュニケーションを大切にすることを通じて，全ての従業員が仕事に誇りを感じ，熱心に取り組み，仕事から活力を得て活き活きと働ける状態を保とう最善の努力を行う。

	未然予防・活き活きづくり		早期発見・早期対応	適応支援・再発予防
目標	自立と相互支援ができる人材の育成	コミュニケーションの充実した職場づくり	ストレスに気づける仕組みづくり	問題に適切に対応できる環境づくり	一人ひとりが能力を発揮できる支援体制づくり
主要施策	①予防教育の徹底　↓　個々人の能力向上	②職場環境改善活動の推進　↓　職場支援の向上と組織活力の向上	③ストレスチェックの実施　↓　セルフケア，早期発見，組織診断への活用	④相談対応体制の充実と医療機関との連携強化　↓　早期の対応と適切な対処	⑤職場復帰支援体制の整備　↓　休業期間の短縮と再発率の減少
推進者	〈事業所メンタルヘルス推進チーム〉　総務，健管，安全，所属代表　【推進管理】事業所方針表明，計画策定，対策推進，効果評価			〈カウンセリング体制〉　全事業所に心のケアスタッフ配置，及び専門職（精神科医，臨床心理士）配置	

支援
〈全社メンタルヘルス推進チーム〉
全社方針表明，全社対策計画策定，技術提供と助言，取組み状況確認，効果評価

図　オールHondaメンタルヘルス施策と体制（小林, 2012）

本理念である「人間尊重」をベースとし，「人間尊重の理念に基づき，個々の多様性を認め，コミュニケーションを大切にすることを通じて，全ての従業員が仕事に誇りを感じ，熱心に取り組み，仕事から活力を得て活き活きと働ける状態を保とう最善の努力を行う」こと，つまり全従業員のWEを保つことと規定されています。そして，その実現のために，運営体制の構築，従業員・管理監督者・推進チーム・会社の役割規定，施策の企画と推進が行われています（上図）。また，各事業所では，推進チームが年度単位で基本姿勢に基づいた計画と評価を行い，日々の教育研修の中でもこの基本姿勢が繰り返し説明されています。このように，メンタルヘルスの基本姿勢として位置づけることもWEを定着させる方法のひとつです。

●文献

川上憲人，小林由佳 監修（2015）ポジティブメンタルヘルス──いきいき職場づくりへのアプローチ．培風館．

川上憲人，守島基博，島津明人ほか（2014）健康いきいき職場づくり．生産性出版．

健康いきいき職場づくりフォーラム．健康いきいき職場認証制度．（http://www.ikiiki-wp.jp/tabid/100/Default.aspx［2018年6月27日閲覧］）

小林由佳（2012）Hondaにおけるメンタルヘルス対策．産業精神保健 20-4；349-353．

II
Q & A

1
経営層にプレゼンしよう！
──メリットの分析・提案

2
人事労務管理にも
どんどん使おう！
──マネジメントの方法

3
産業保健スタッフや
関係部署と連携しよう！
──コラボレーションの要点

II
Q&A

第1章

WEとはなんだろう？

第2章

WEを取り入れよう！

第3章

WEを高める方法

第4章

WEはここでも役立つ！

Q-25 企業の経営理念は，ワーク・エンゲイジメントにどのような影響を及ぼしますか？

江口 尚

Answer

　経営理念とは，組織体として公表している成文化された価値観や信念のことです。日本の会社の8割が，何らかの形で経営理念を公表していると言われています。組織が存続・成長できるか否かは，従業員が従うべき規範や価値基準である道徳準則を創造する必要がありますが，経営理念とはまさにその道徳準則そのものです。従業員が従う経営理念とは，従業員に浸透している必要があります。従業員に経営理念が浸透するには，①理念の情緒的共感：自社の経営理念や行動指針に共感を覚えること，②理念内容の認知的理解：経営理念を入社間もない新入従業員にわかりやすく説明できること，③理念を反映する行動的関与：自分が社内の会議や打合せで経営理念に言及したことがあること，の3つの段階があります。

　この経営理念の浸透は，経営理念の内容によって異なると考えられています。これまでの研究（小村ほか，2004）では，経営理念を，その内容に基づいて，4つに分類し，「従業員の活力や幸せを企業存続の目的の1つと位置づけている（モデルA）」＞「従業員を企業戦力の1つとして位置づけ，従業員に求める能力，仕事に対する姿勢，規範等を明記している（モデルB）」＞「従業員をステークホルダーとしてのみ位置づけている（モデルC）」＞「従業員に関する記載なし」の順番で浸透していることが示されています（図参照）。

　経営理念の労働者への影響として，経営理念への適応が労働者の職務関与と組織市民行動（企業や団体の従業員が自分の職務の範囲外の仕事をする「役割外行動」の一種で，見返りを求めない自発的な組織への貢献のことです。たとえば，病気で早退した同僚の仕事を引き継ぐなどです）を促すと言われています。ワーク・エンゲイジメント（WE）との関連では，経営理念の影響が浸透している労働者ほど，WEが高いという結果でした（江口，2017）。WE以外にも，職

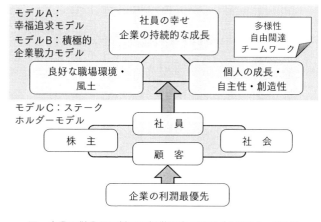

II
Q & A

1
経営層にプレゼンしよう！
——メリットの分析・提案

2
人事労務管理にも
どんどん使おう！
——マネジメントの方法

3
産業保健スタッフや
関係部署と連携しよう！
——コラボレーションの要点

図　企業の従業員に対する経営理念の類型（小林ほか, 2014）

場の一体感や職務の遂行など，ポジティブな要因とも関連がありました。一方で，この研究は，横断研究のため，因果関係については不明です。そのため，逆の関係，つまりWEが高い労働者は経営理念の浸透度が高くなっていることも念頭に置いておく必要があります。

　従業員において，経営理念の浸透度が高いほど，WEが高くなると考えられますが，今後，より詳細な研究によって，経営理念の浸透が，WEに影響することを明らかにすることができれば，経営理念が経営に影響するメカニズムを検討することにもつながりますし，WEの規定要因のひとつとして，事業場レベルの仕事の資源として，経営理念への関心につながることが示唆されます。WEを改善する要素として，経営理念のような全社的な視点での取り組みも重要かもしれません。

● 文献
江口尚 (2017) 多様化する職場の組織力を高める——組織風土と経営理念の活かし方. In：島津明人 編著：職場のポジティブメンタルヘルス2——科学的根拠に基づくマネジメントの実践. 誠信書房, pp.66-78.
小林由佳, 江口尚, 安藤絵美子ほか (2014) 経営理念における産業保健活動に関する記載の分析. 第87回日本産業衛生学会講演集. p.487.
高尾義明, 王英燕 (2012) 経営理念の浸透——アイデンティティ・プロセスからの実証分析. 有斐閣.

II
Q&A

第1章

WEとはなんだろう？

第2章

WEを取り入れよう！

第3章

WEを高める方法

第4章

WEはここでも役立つ！

Q-26 経営学的な要因とワーク・エンゲイジメントは関係がありますか？
離職率や売上等との関係も教えてください。

稲水伸行

Answer

ワーク・エンゲイジメント（WE）は，離職意思とは負の関係，その人個人の職務パフォーマンスとは正の関係があることが多くの研究で示されています。たとえば，メタ分析（複数の研究論文の結果を統合して分析する手法）を行ったChristian et al. (2011) やHalbesleben (2010) でこのことが示されています。

ただし，こうした個人レベルのパフォーマンスが企業としての最終的な成果（売上や利益）にどのようにつながるのかは慎重に検討する必要があります。経営学分野では，企業のパフォーマンスや競争力を多段階で見るというのが一般的です。たとえば，藤本（2003）は右図のような枠組みを示しており，企業の最終的な「利益・パフォーマンス」に影響を与える要因を「表層の競争力」「深層の競争力」「組織能力」の3階層で捉えています。

「利益・パフォーマンス」は，その企業が株主から選ばれるだけの力があるかどうかを示す指標と言えます。たとえば，売上高利益率や自己資本収益率などの収益性の指標などがこれにあたります。この「利益・パフォーマンス」に直接の影響を与えるのが，顧客に選ばれる力である「表層の競争力」となります。ここで「表層」と呼ぶのは，顧客が直接観察・評価できる指標で測られるものだからです。具体的には，価格，性能，納期，ブランド等がこれにあたります。これに対して，顧客は直接観察できませんが，「表層の競争力」を背後で支え，企業の組織能力と直接的に結びついているのが「深層の競争力」と呼ばれるものになります。いわゆる，企業内部でのKPI（Key Performance Indicator）にあたるものだと言えるでしょう。そして，この「深層の競争力」の基盤となるのが「組織能力」ということになります。このように企業のパフォーマンスを多段階で捉えたとき，組織能力から最終的な利

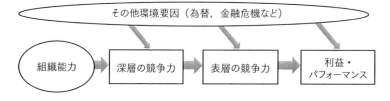

II
Q & A

1
経営層にプレゼンしよう！
──メリットの分析・提案

2
人事労務管理にも
どんどん使おう！
──マネジメントの方法

3
産業保健スタッフや
関係部署と連携しよう！
──コラボレーションの要点

図　多段階で捉える企業のパフォーマンス（藤本（2003）を改変）

益までしっかりとつながればいいのですが，そう簡単にはいきません。市場
などの企業を取り巻く環境の変化によって，仮に高い組織能力のある企業で
も短期的には最終的な利益につながらないことも大いにありえます（その逆
もまた大いにありえます）。

　話を元に戻しますが，先述のように，WEが高いことは，その人個人のパ
フォーマンスの向上や離職意思の低下を通じて良い職場づくりに貢献すると
考えられます。これは図でいうと「組織能力」の部分にあたり，高まった「組
織能力」を最終的な成果につなげるには，市場などの外部環境はどのように
変化しているのか，それに対してどのような経営戦略を取るのか，その経営
戦略を実行するために適切な目標設定はされているか，その目標に向けて各
個人に努力をさせることができているか，といった観点で考えることも必要
になってきます。もちろん，こうした環境変化への適応や戦略の適切な実行
には高い「組織能力」が欠かせません。その意味では，WEを高めることは，
企業の最終的なパフォーマンスを高めるための必要条件であり，いわば企業
の「基礎体力づくり」であるという感覚を持つのが良いと思います。

● 文献

Christian MS, Garza AS & Slaughter JE (2011) Work engagement : A quantitative review and
　　test of its relations with task and contextual performance. Pers Psychol 64-1 ; 89-136.
藤本隆宏（2003）能力構築競争──日本の自動車産業はなぜ強いのか．中公新書．
Halbesleben JR (2010) A meta-analysis of work engagement : Relationships with burnout,
　　demands, resources, and consequences. In : AB Bakker & MP Leiter (Eds.) Work Engage-
　　ment : A Handbook of Essential Theory and Research. New York : Psychology Press, pp.102-
　　117.（第8章　ワーク・エンゲイジメントのメタ分析．In：島津明人 監訳（2014）ワーク・エンゲ
　　イジメント──基本理論と研究のためのハンドブック．星和書店, pp.207-234）

II
Q & A

第1章

WEとはなんだろう？

第2章

WEを取り入れよう！

第3章

WEを高める方法

第4章

WEはここでも役立つ！

Q-27 ワーク・エンゲイジメントの考え方は健康経営*にも活用できますか？

古井祐司

Answer

I　健康経営とWE

　重要な経営資源である従業員の健康に投資をし，従業員と企業の持続的な成長を図る新しい経営手法である健康経営の最終目標は，「従業員の健康増進」ではありません。従業員の健康を高めることをベースにしながらも，皆がいきいきと働き，仕事に対するモチベーションや創造性が高まる，そのような職場をつくることで，従業員だけでなく，顧客や求職者，市場からも賛同を得て，結果として社会的な評価が高く，従業員とともに成長する企業を目指します。このような健康経営の取り組みを進める上で，ワーク・エンゲイジメント（WE）が重要な要素のひとつであり，また親和性の高い考え方であることが関連の研究や企業の取り組み事例から示唆されています。

　はじめに，国内の企業を対象とした最新研究ではWEが高いほど，プレゼンティーイズム（何らかの疾患や症状を抱えながら出勤し，業務遂行能力や生産性が低下している状態）が抑えられている傾向が示されました（古井ほか，2018）。このことから，企業の健康経営においては従業員の仕事に対するモチベーションの向上を図るような取り組みを設計することが，労働生産性損失の改善にもつながると考えられます。

II　健康経営によってモチベーションもアップした事例

　次に取り組み事例です。高血圧という健康課題を抱えていたあるIT企業では，健康経営の一環として，部署単位で血圧測定をすることで従業員の健康意識を高める取り組みを始めました。各部署ではこの取り組みを通じて，リーダーとメンバーとのコミュニケーションが活発になり，それぞれの健康に加えて，日々の仕事にも寄り添いやすくなり，結果として皆のモチベーションが上がったそうです。また，メタボリック・シンドロームが同業他社に比べ

て多いことがわかった食品メーカーでは，従業員食堂のメニューを一新し，メタボ該当者の割合を減らすことに成功しました。そして，健康に対する意識が上がった従業員が，消費者の健康に役立つ新たな商品開発を自発的に始めたそうです。自身の健康に対する感度が上がったことで，顧客や商品開発への想いも強くなったことがうかがえます。

Ⅲ　従業員の健康は今後ますます重要な経営課題に

　日本では少子高齢化に伴い，1970年からの40年間で職場の平均年齢が7歳上昇したことで，就業中の心筋梗塞等による死亡率は2倍になっており，企業にとって今いる従業員の健康はこれまで以上に重要な経営課題です。これらの課題に対して，政府では「日本再興戦略 改訂2014」などにより，企業による従業員への健康投資を促す政策を掲げました。経済産業省では，健康経営により期待される効果は従業員の健康増進にとどまらず，「従業員の活力向上や生産性の向上等の組織の活性化をもたらし，結果的に業績向上や株価向上につながる」（経済産業省，HP）としています。従来からの健康管理が企業にとっての重要な「守り」であるとすれば，健康経営に代表される健康投資は「攻め」の取り組みであり，WEはその取り組みの実効性を上げるうえで重要な考え方です。

●注
＊NPO法人健康経営研究会の登録商標。同研究会によると，健康経営とは「企業が従業員の健康に配慮することによって，経営面においても大きな成果が期待できる」との基盤に立って，健康管理を経営的視点から考え，戦略的に実践することと定義されている。

●文献
古井祐司, 村松賢治, 井出博生 (2018) 中小企業における労働生産性の損失とその影響要因. 日本労働研究雑誌 695 ; 49-61.
経済産業省. 健康経営銘柄とは. (http://www.meti.go.jp/policy/mono_info_service/healthcare/kenko_meigara.html [2018年6月15日閲覧])
Newsweek日本版 (2011) 儲かる「健康経営」最前線. Newsweek日本版 2011年3月2日号 ; 48-53.

Ⅱ
Q&A
1
経営層にプレゼンしよう！
──メリットの分析・提案
2
人事労務管理にもどんどん使おう！
──マネジメントの方法
3
産業保健スタッフや関係部署と連携しよう！
──コラボレーションの要点

II
Q & A

第1章

WEとはなんだろう？

第2章

WEを取り入れよう！

第3章

WEを高める方法

第4章

WEはここでも役立つ！

Q-28 「働き方改革」に取り組む上でワーク・エンゲイジメントを高めると，どのような効果が得られますか？

浅野健一郎

Answer

まず，「働き方改革」についておさらいしましょう。

「働き方改革」の目指すもの

- 我が国は，「少子高齢化に伴う生産年齢人口の減少」「育児や介護との両立など，働く方のニーズの多様化」などの状況に直面しています。
- こうした中，投資やイノベーションによる生産性向上とともに，就業機会の拡大や意欲・能力を存分に発揮できる環境を作ることが重要な課題になっています。
- 「働き方改革」は，この課題の解決のため，働く方のおかれた個々の事情に応じ，多様な働き方を選択できる社会を実現し，働く方一人ひとりがより良い将来の展望を持てるようにすることを目指しています。

(厚生労働省，HP)

働き方改革は，多様な働き方を選択できる社会を日本国として目指すことにより，個人がより良い将来の展望を持てる社会を実現させることをゴールにしています。この内容は働く側の目線ですので，個々の企業が実現すべきこととはイコールではありません。もう少し深く考えると，多様な働き方を選択できるようにすることは，個人の働く「意欲・能力」を存分かつ持続的に発揮させる手段のひとつとして位置づけることができます。では，なぜ企業は「働き方改革」に取り組むのでしょうか。理由は企業ごとにさまざまですが，多くは人材確保と生産性向上にあります。働き方改革の目指す社会が実現したとき，働く人が意欲や能力を十分に発揮できる就労環境を提供できない企業に果たして従業員を引き止める求心力はあるでしょうか。働く人が

意欲や能力を存分に発揮できる環境を提供できる企業には従業員が集まり，そうでない企業には人が集まらず，労働生産性は前者の企業のほうが高くなることは容易に想像できます。つまり各企業に「働かせ方改革」（働き方改革）を行う義務はありませんが，逆にこれができない企業の市場競争力は相対的に低下し，いずれ市場から淘汰されることになります。そうならないために企業は「働かせ方改革」を進めなくてはならないのです。しかも，社会の変化は，ますます加速しているため，早急に対処する必要があります。

一方で，WEを高めるということは，働く人の意欲や能力を高めることと同義ですので，まさに「働き方改革」の目指す本質と位置づけられます。労働時間の上限規制や働く場所の多様化等々「働き方改革」について，多くの施策が考えられていますが，これらを実施した結果，WEを高められれば，「働かせ方改革」として成功ですし，逆にWEを高める施策はすべて「働かせ方改革」と言えます。

すなわち「働き方改革」はWEを高めることを目指しており，企業におけるWEを高める活動こそ「働き方改革」そのものです。

筆者の所属する株式会社フジクラでは，健康経営各種施策や人事制度改革をはじめとして，働く環境整備（働かせ方改革）を積極的に進めています。なぜなら当社の健康経営が目指すゴールが「従業員は活き活きと働いている会社」の実現だからです。そして，現在働いている従業員が当社で働き続けたいと思う魅力ある会社にするとともに，就業機会を探している方から選ばれる会社であり続けるためです。

WEを高めるには，単に就業形態の多様化や，就業に関わる制度を用意するだけでは実現できません。これらの社会資本だけでなく心理的資本の整備も同時に行う必要があります。当社では，これらの施策のPDCAを回すためのチェックツールとして従業員のWEを計測し，その結果を評価軸にして働きやすい環境整備の活動を「地道に　しぶとく　ひたむき」に続けています。

● 文献
厚生労働省．「働き方改革」の実現に向けて．（https://www.mhlw.go.jp/stf/seisakunitsuite/bunya/0000148322.html ［2018年6月27日閲覧］）

II
Q & A

1
経営層にプレゼンしよう！
──メリットの分析・提案

2
人事労務管理にも
どんどん使おう！
──マネジメントの方法

3
産業保健スタッフや
関係部署と連携しよう！
──コラボレーションの要点

ワーク・エンゲイジメントが
高い人にとって，「仕事」とは？

池 田 浩

　働く人々にとって「仕事」に意義を感じられるかは重要です。なぜなら，働く人々は，仕事に意義を見出すことで，やりがいや面白さ，有意味感を持つからです。また，仕事の要求度－資源モデルにおいても，「仕事の意義」はワーク・エンゲイジメントを高める重要な資源として位置づけられています。

　ただし，仕事において何に意義を感じるかは人によってさまざまです。そうした中，近年，Rosso et al.（2010）は仕事の意義を２つの次元から４つに分類しています。

　仕事の意義を分ける１つ目の次元は，仕事の意義を感じる「源泉」であり自己志向－他者志向に分けられます。これは仕事の意義を感じる対象（源泉）が自分にあるのか，それとも他者（自分以外の同僚や職場，組織）にあるかを指します。もう１つの次元は，主体性－共同性です。これは私たちの存在動機を意味し，自らを他者とは独立した存在として捉え，そして自らの意見を主張し，習熟し，創造性を発揮しようとする存在（主体性）と考えているのか，他者とふれあい，結びつき，まとまろうとする存在（共同性）と考えているのかを意味します。

　これら２つの次元の組み合わせによって４つの仕事の意義が浮かび上がります。１つは「個性化」で，主体性を持つ個人が自己に仕事の意義を見出すことです。つまり，仕事を自らの意思で自発的に進めることができ，その組織の中で自らの存在価値を感じることで，仕事に意義を感じることです。自らの能力を十分に発揮したり，成長を実感している人ほど，このタイプの意義を感じていると考えられます。

　２つ目は「自己との結びつき」で，共同性を持つ個人が，自分らしさを意識して仕事に対する意義を感じることです。これは，"本当の"自分らしさが，仕事や組織のあり方に一致しているかによって見出される意義であり，たびたび本当に自分に合った仕事として「天職」と感じる人はこのタイプに該当します。

　３つ目は「一体化」で，共同性の動機を持つ個人が他者や組織に意義を見出すことです。すなわち，所属する組織の価値体系に意義を感じたり，所属感を覚えることです。

　最後の４つ目は「貢献」で，作動性の動機を持つ個人が他者に意義を見出すことです。つまり他者や組織に貢献することに大きな意義を感じます。

これら4つの仕事の意義には，どれが良いかという優劣はありません。重要なことは，個人の価値観や取り組む仕事の特徴を考慮しながら，いずれかの仕事の意義を感じることです。

● 文献

Rosso BD, Dekas KH & Wrzesniewski A (2010) On the meaning of work : A theoretical integration and review. Res Organ Behav 30 ; 91-127.

II
Q&A

第1章

WEとはなんだろう？

第2章

WEを取り入れよう！

第3章

WEを高める方法

第4章

WEはここでも役立つ！

Q-29

主体性のない従業員のワーク・エンゲイジメントを高めたいと考えています。ポイントを教えてください。

関屋裕希

Answer

「主体性がない」状態を段階ごとに見立てて対策を行うことが重要です。

I 「主体性がない」には段階がある

従業員が主体性を発揮してくれないといっても，そこにはいくつかの段階があります。ひとくくりにするのではなく，段階を見立てて，それぞれに合わせた対策をしていくことで，より効果をあげることができます。段階の見立てには，動機づけについての主要な理論のひとつである自己決定理論の下位理論にあたる有機的統合理論を参考にできます（Deci & Ryan, 1985）。この理論では，動機づけの状態を連続する5段階で捉えています。

II 段階ごとに合わせた対策を

右図に5段階を示しました。左から右に進むに従って，自律性が高まっていきます。「主体性を発揮してくれない」というのが，①〜③のうち，どの状態なのかを見立てて，対策を計画すると良いでしょう。

① 「やる気なし」の状態から②「仕方なく働く」状態へと動機づけるには，報酬や罰を使って行動を促す方法や，不安や義務感を刺激して行動を促す方法をとります。たとえば，業務目標が達成されたときや業務プロセスでの頑張りが認められたときに，適切に評価される仕組みをつくる，取り組みが不十分な場合にどのようなデメリットを被るか説明する，労働契約上の義務を説明するなどが考えられます。

② 「仕方なく働く」から③「大切だから働く」へと動機づけるには，仕事の意義と従業員個人の価値（大事にしたいこと）が重なるような働きかけが有効です。従業員が仕事をする上で何を大事にしたいか自覚できるような面接や研修の場を設ける，事業所が担う事業や担当する仕事の意義を多角的

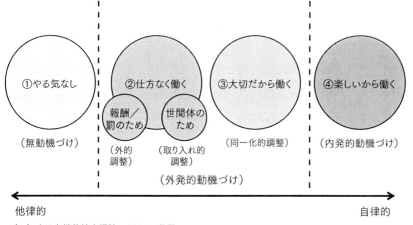

II
Q & A

1
経営層にプレゼンしよう！
──メリットの分析・提案

2
人事労務管理にも
どんどん使おう！
──マネジメントの方法

3
産業保健スタッフや
関係部署と連携しよう！
──コラボレーションの要点

＊（ ）内は有機的統合理論における5段階

図　有機的統合理論をもとに作成した動機づけの段階

に認識できるような情報発信の仕方（社内報やイントラネットの活用等），指示命令系統のあり方・指示の出し方などがアプローチの方法として考えられます。

③「大切だから働く」から④「楽しいから働く」へと動機づけるには，達成感や喜びを味わえる環境を提供することが有効です。成長段階に応じた業務を与える，新しい知識や技術を習得する成長の機会がある，自分でやり方を決められるなど裁量度を持たせる，従業員が意見や考えを自由に表現できる場を設けるといった組織体制や環境づくりが考えられます。

これらの働きかけを通じて，「仕事にやりがいを感じられ，熱意をもって取り組める」「活力が感じられる」「没頭できる」といったワーク・エンゲイジメントの3要素が醸成されていきます。

●文献

Deci EL & Ryan RM (1985) Intrinsic Motivation and Self-Determination. New York : Plenum.

II
Q&A

第1章

WEとはなんだろう？

第2章

WEを取り入れよう！

第3章

WEを高める方法

第4章

WEはここでも役立つ！

Q-30

「仕事の資源」が充実している人とは，どのような人ですか？
「仕事の資源」を充実させるにはどうすれば良いでしょうか？

大野正勝

Answer

　仕事の要求度－資源モデルに関する質問（Q-13）にも出てきましたが，仕事の資源はワーク・エンゲイジメント（WE）を高めるためにも，極度のストレスや燃え尽きなどの悪影響から身を守るためにも重要な役割を果たします。また，ここでは仕事の資源に注目しますが，個人の資源も同様な役割を果たしてくれます（詳しくはQ-16を参照）。

　仕事の資源は，仕事そのものや，そこで働く人とのつながり，さらには組織全体の中を含む広い領域に備わっており，3つの重要な役割を持っています（Schaufeli & Bakker, 2004）。1つ目の役割は，仕事の要求度やそこからくる心身の負担軽減です。2つ目は，仕事における目標の達成を助ける役割です。そして，3つ目は，個人における学びや成長を促す役割です。仕事の資源が充実している人とは，資源の整った職場環境に身を置いている人，という捉え方ももちろんできますが，一歩深めて，仕事に備わっているさまざまな資源をうまく見出し，活用していくことのできる人だとも考えられます。

　充実した仕事の資源の例として，自律性の高い仕事であることや，上司・同僚からの十分なサポートを受けていること，また，スキルを伸ばすための研修機会にも恵まれていることなどが挙げられます。しかし，それらが備わっていながらも，サポートをないがしろにしたり，スキル向上の機会を見逃してしまえば，資源が充実しているとは言えません。資源を資源とみなし，活用していくことの重要性がここにあります。

　さて，これらをはじめとする仕事の資源は，①作業・課題レベル，②部署（人間関係）レベル，③企業・事業場（組織）レベル，という3つに分けて整理することができますが（Schaufeli & Bakker, 2004），資源充実の糸口を見つけやすくするためには，それぞれの水準における資源がどの程度あるかを把握す

ることが最初のステップになり
ます。簡易版ではありますが，
参考として仕事の資源をリスト
にまとめました（右表）。仕事の
資源をよく見ていくと，個人の
コントロール下にあるものとそ
うでないものがあります。仕事
そのものの特徴や組織における
決まり事などは，個人の力では
なかなかどうにもなりにくいも

表　仕事の資源のリスト
（島津（2014）をもとに作成）

企業・事業場レベル	経営層との信頼関係 革新的な組織風土 公正な人事評価
チーム・部署レベル	同僚の支援 上司の支援 上司のリーダーシップ
作業・課題レベル	仕事の自律性 仕事に対するフィードバック 役割の明確さ

のですが，仕事の意義などといった物事の捉え方に関わる点は，工夫を加え
ることによって大きく変わる可能性を持っています。創意工夫によって，資
源を獲得していくプロセスは，ジョブ・クラフティングの要素のひとつでもあ
ります（Q-58参照）。ジョブ・クラフティングは，Wrzesniewski & Dutton (2001)
によって提唱された概念で，「自らの仕事（課題のかたちや仕事に対する見方）
を変化させながら，仕事の意義を高めていく」行動を指し，資源充実のため
には欠かせません（島津，2014）。さらに，職場における対人関係など，コン
トロール感という観点からは中間に位置するものもあります。上司・同僚は
選べないながらも，どのような関係を主体的に構築していくかによって，仕
事の資源としての役割にも変化が生まれると考えられます。

　終わりに，仕事の資源を最大限に充実させていくためには，個人の取り組
みのみにとどまることなく，個人と組織の両者が協調しながら，いきいきと
働ける職場づくりを進めていくことが不可欠です。

● 文献

Schaufeli WB & Bakker AB (2004) Job demands, job resources, and their relationship with burnout and engagement : A multi-sample study. J Organ Behav 25 ; 293-315.

島津明人 (2014) ワーク・エンゲイジメント——ポジティブ・メンタルヘルスで活力ある毎日を. 労働調査会.

Wrzesniewski A & Dutton JE (2001) Crafting a job : Revisioning employees as active crafters of their work. Acad Manage Rev 26 ; 179-201.

II
Q&A

第1章

WEとはなんだろう？

第2章

WEを取り入れよう！

第3章

WEを高める方法

第4章

WEはここでも役立つ！

Q-31　レジリエンスに注目した職場のメンタルヘルス対策とはどのようなものがありますか？

市川佳居

Answer

I　レジリエンスとは

　レジリエンスは，挫折や困難な状況からのしなやかな回復力を意味する言葉です。もともと心理学では，事故や災害などトラウマになる事件を経験した後に，被害者が元の健康な心理状態まで回復する力を指していました。最近では，元の状態に回復するだけでなく，経験を糧として，一層，内面的に成長する力のことも指すようになりました。

　職場のメンタルヘルス対策としてのレジリエンスとは，会社のグローバル展開，事業の統廃合，突然の海外赴任，働き方の変化，AI（人工知能）による業務の効率化など，職場で起こる変化や想定外の出来事に，柔軟に対応する力を指し，研修やコーチングなどを通して，スキルアップすることが可能です。欧州では，リーマンショック後に多くの企業が従業員にレジリエンス研修を提供し，病気にならずに不況を乗り越え，仕事上の変化を受け入れ，新しいことに挑戦する柔軟性を育成しました。

II　レジリエンスの6要素

　国内でも実績のあるイギリスのポジティブライブズによるレジリエンス・プログラムは，レジリエンスを6つの要素（①自分の軸，②しなやかな思考，③対応力，④人とのつながり，⑤セルフコントロール，⑥ライフスタイル）に分け（右図），行動変容を促す研修およびコーチングを行います。この方法はロンドン地下鉄の運転士，ロンドンオリンピックプロジェクト従事者，デュポン社などで用いられ，ストレスによる休職日数の低減など，一定の効果をあげています。

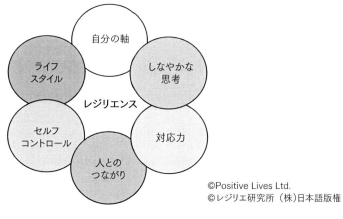

©Positive Lives Ltd.
©レジリエ研究所（株）日本語版権

図　レジリエンスの6つの要素

III　職場のメンタルヘルス対策としてのレジリエンス研修

　日本では，小林ほか（2012）が，あるIT企業で，10人前後の参加者に対し，毎週1回，75分，5週間のレジリエンス向上研修を行いました。内容は，マインドフルネス，認知行動療法，ストレス対処に関する心理教育を基軸にしたレジリエンス研修で，演習と共有体験に重きを置いたグループアプローチです。また，行動変容を促すために研修後1カ月間使用する実践ワークシートを取り入れています。この研修の参加者のレジリエンス度は研修後に統計的に有意に増加しました。また，GHQ-30というツールを使って測定したところ，プログラム前の平均32.1点から，終了後には平均20.1点に低下し（点数が高いほうが悪い），精神的健康度が高まりました。

　今後，働き方が多様になっていく中，レジリエンス力をつけておくことは，職場のエンゲイジメントを安定的に高めておくための重要な要素のひとつだと言えます。

●文献

小林絵理子, 市川佳居, 三浦由美子ほか (2012) 職場におけるグループ・プログラム (FFL®) の効果検証の試み──認知行動療法とマインドフルネスの融合アプローチ [第19回日本産業精神保健学会一般演題]. 産業精神保健 20 (増刊)；94.

II
Q&A

1
経営層にプレゼンしよう！
──メリットの分析・提案

2
人事労務管理にも
どんどん使おう！
──マネジメントの方法

3
産業保健スタッフや
関係部署と連携しよう！
──コラボレーションの要点

II
Q & A

第1章

WEとはなんだろう？

第2章

WEを取り入れよう！

第3章

WEを高める方法

第4章

WEはここでも役立つ！

Q-32 キャリアの振り返りとワーク・エンゲイジメントはどのような関係がありますか？

永野惣一

Answer

　企業の取り組みとして各職階に応じたキャリア研修を実施している場合，その中でキャリアの振り返りを通して自己理解を深めるプログラムなどを行うと思いますが，このような取り組みとワーク・エンゲイジメント（WE）はどのような関係があるのか考えてみましょう。

　自分自身のこれまでの働きぶりやキャリアを振り返ることは，キャリアプランの実現を目指し，自己理解を図っていく上でも重要な方法であり，企業においてはキャリア開発の取り組みの中でもみられます。それはキャリアコンサルタントなどの専門家との面談や，現場の管理職との相談場面，あるいはキャリア関連の研修などの場において実施されることが多いと思われます。そもそも，仕事のことについて振り返りをしたり，内省（リフレクション）するという行為は，専門職においてさまざまな状況に即応する能力の向上や，仕事の熟達に効果があることが示されてきました（Schön, 1983 など）。たとえば，看護師や教師といった職業においては，さまざまな患者や学生に対して，目まぐるしく変動する状況に対して，臨機応変のケアや教育の提供が求められますので，業務の振り返りが行われる場面が多く見られます。これが，個人のキャリアに対して振り返りが行われた場合はどうでしょうか。もしかすると，仕事への向き合い方や態度が変化するかもしれません。そして，それによりWEを高める可能性も考えられます。

　実際に，このことは永野・藤（2016）において検討されており，自身のこれまでの仕事ぶりやキャリアを捉え直していくことで，職務やキャリアに対する考え方が変化することをキャリア・リフレクションとした上で，WEとの関係を明らかにしています。結果としては，WEに影響を及ぼすキャリア・リフレクションの複数の側面が報告されています。ひとつは自分のこれまで

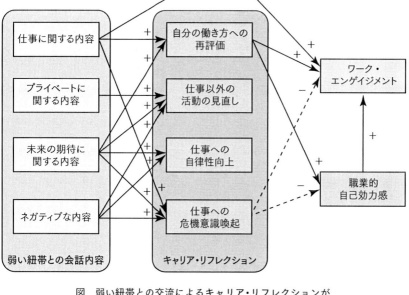

図 弱い紐帯との交流によるキャリア・リフレクションが
ワーク・エンゲイジメントに及ぼす影響

II
Q&A

1
経営層にプレゼンしよう！
――メリットの分析・提案

2
人事労務管理にも
どんどん使おう！
――マネジメントの方法

3
産業保健スタッフや
関係部署と連携しよう！
――コラボレーションの要点

の仕事内容や現在の職務を振り返る中で，それらを肯定的に自己評価し捉え直すことが，WEにポジティブに影響することです。もうひとつは，その逆として，自分の仕事ぶりを捉え直した結果，危機感を持つようになるといったようにネガティブに影響することです。

　さらに，キャリアのリフレクションを促進させることとして，他者との対話による効果が報告されています。その相手が，日ごろ顔を見合わせるような家族や会社の同僚ではなく，前職で働いていたころの上司や同僚，学生時代の同級生，SNS上での知り合いのような，現在では自分と生活圏を異にしており，頻繁には会わない相手との対話によって，効果的にキャリア・リフレクションが促されるという結果が示されています。このような対人関係は「弱い紐帯（ちゅうたい）」と呼ばれます。提唱したGranovetter（1973）は，仕事を転職するときの有益な情報は，生活環境が同じものよりも，たまにしか会うことがない，やや縁遠い知人から得られることを主張しました。すなわち，異なる

99

II
Q & A

第1章

WEとはなんだろう？

第2章

WEを取り入れよう！

第3章

WEを高める方法

第4章

WEはここでも役立つ！

生活環境で過ごす相手であるからこそ，普段では得られない情報や視点の獲得につながり，自分のキャリアについてもリフレクションを促す要因になっていることが推測されます（前頁図）。その上，仕事の捉え方を肯定的に捉え直すキャリアの振り返りがあれば，WEの向上につながるということです。

　以上の知見を踏まえれば，企業におけるキャリア開発の一環として行われてきた振り返りについても，社外にも目を向けて，弱い紐帯との対話の活用や，自身のこれまでのキャリアを肯定的に捉え直すリフレクションを取り入れることで，WEを高める可能性が期待できるかもしれません。

● 文献

Granovetter MS (1973) The strength of weak ties. Am J Psychol 78 ; 1360-1380.
永野惣一，藤桂（2016）弱い紐帯との交流によるキャリア・リフレクションとその効果．心理学研究 87-5 ; 463-473.
Schön DA (1983) The Reflective Practitioner : How Professionals Think in Action. New York : Basic Books.

Q-33 ワーク・エンゲイジメント向上に取り組む上で，外部機関（EAP等）とうまく連携するポイントを教えてください。

市川佳居

Answer

EAP（Employee Assistance Program）とは従業員支援プログラムとも呼ばれる外部専門機関のことで，企業から業務委託を受けて，従業員と家族に，カウンセリングやコーチング，メンタルヘルス研修など，心のケアを提供するのが主な役割です。また最近は，50人以上の事業場で義務化されたストレスチェックの実施も請け負っています。

EAPカウンセラーが扱う問題は，職場のストレス，人間関係，家庭問題，うつ病などのメンタルヘルス疾患，アルコール，育児・介護等のワーク・ライフ・バランスなどさまざまです。EAPは本人との1対1の秘密厳守のカウンセリングが基本ですが，場合によっては，会社の人事や管理職が関わることもあります。

たとえば，ある上司によるパワーハラスメント（パワハラ）で，複数の従業員が相談に来る場合，これ以上被害が広まらないために，そして早期解決するために，コンプライアンス部門とEAPが連携することがあります。EAPは利用者の名前や本人が特定できるような情報を第三者に開示することはできません。しかし，利用者の全体の傾向を経営者や人事に定期的に報告したり，必要であれば，本人の許可を得て，情報開示することはできます。パワハラの場合，被害者の了解を得て，EAPが人事に報告をすることがあります。

また，大きな組織変更，合併，買収，事業場閉鎖などが進行しているときには，複数の従業員が変化のストレスに関する悩みでカウンセリングを希望することがあります。このような場合には，人事がEAPと上手く連携することにより，職場のエンゲイジメントを下げないような計画を練ることが可能です。たとえば，組織変更の影響で従業員のストレスが高まっている場合，人事はEAPに，影響を受けている部署の利用者傾向を分析してもらって，組

II
Q & A

第1章

WEとはなんだろう？

第2章

WEを取り入れよう！

第3章

WEを高める方法

第4章

WEはここでも役立つ！

表　国際EAP協会推奨効果測定ツール：WOS® 日本語5問版

　以下はあなたがEAPサービスにおいてご相談しようとしている問題が，どの程度あなたの仕事や生活に影響を及ぼしているのかをお聞きするものです。項目をよく読んで，過去30日の間で当てはまるものを，できる限り正確に答えてください。

　設問②～⑤は5段階で回答（1．全く当てはまらない　2．どちらかというと当てはまらない　3．どちらともいえない　4．どちらかというと当てはまる　5．とてもよく当てはまる）。

①過去1カ月の間，ご相談いただく問題によって欠勤や遅刻，早退した時間はトータルで何時間になりますか？（アブセンティーイズム）

②その問題によって仕事に集中するのが難しかった（プレゼンティーイズム）

③<u>仕事に行くのが楽しみである（仕事へのエンゲイジメント）</u>

④今までのところ自分の人生はうまくいっている（人生の満足度）

⑤仕事に行くことに恐怖を感じる（職場のストレス）

©Chestnut Global Partners（使用するには使用許可書への署名が必要。お問い合わせは，Chestnut Global Partners：dsharar@chestnut.orgあるいはsupport@eapatokyo.orgまで）

織変更が従業員の心身の状態やモラルにどのような影響を及ぼしているかに関する所見を出してもらうといいでしょう。それによって，経営トップからのコミュニケーションに工夫を加えたり，組織変更の進め方やスケジュールを微調整したり，悩みのある人が積極的にEAPを利用できることを勧めたりすることで，従業員のモラルの低下やストレス症状を予防し，結果として，組織変更中の職場のエンゲイジメントの維持に寄与することができます。

　最近では，EAPはメンタルヘルスだけでなく，健康な従業員を対象に，さらにパフォーマンスを向上させるための研修等も提供しており，モチベーション，ポジティブシンキング，チームビルディング，レジリエンス，などの分野も扱っているので，企業研修にEAPを活用し，職場全体のエンゲイジメント向上に役立てることも可能です。

　また，国際EAP協会では，WOS（Work Outcome Suite®）という5問の効果測定ツールの利用を推奨しており，その中の1問はワーク・エンゲイジメント（WE）に関する質問です（上表）。EAPを利用する場合は，品質管理の一

環として，EAPの利用によって，WEが向上したかどうか測定することをお
勧めします。

● 文献

Chestnut Global Partners. Workplace Outcome Suite for EAPs : Overview. (http://www.eapre-
　　search.com/workplace-outcome-suite-overview.html [2018年8月21日閲覧])

II
Q & A

1

経営層へのプレゼン
WEのメリット

2

人事労務管理にも
どんどん使おう！
──マネジメントの方法

3

産業保健スタッフや
関係部署と連携しよう！
コラボレーションの要点

II
Q & A

第1章

WEとはなんだろう？

第2章

WEを取り入れよう！

第3章

WEを高める方法

第4章

WEはここでも役立つ！

Q-34 ワーク・エンゲイジメント向上に取り組む際，社内ではどのようなメンバーで連携すれば良いですか？

小林由佳

Answer

目的に応じてチーム編成をしていくことがポイントです。

I 目的を明確に

ワーク・エンゲイジメント（WE）の向上は，従業員の健康，生産性，創造性，キャリア開発など幅広い分野との関わりがあります。そのため，人事労務部門，産業保健スタッフ，安全衛生部門，人材開発・キャリア開発・組織開発部門，教育研修部門など，多くの部門が関係するでしょう。あなたの企業では，何を目的として WE 向上に取り組むのでしょうか。その目的に基づいて，枠組み，主導して進める部門およびメンバーを選定しましょう。たとえば，従業員の健康と生産性向上のために取り組む場合は，メンタルヘルス施策もしくは人材活性化施策として，人事労務部門，産業保健スタッフ，安全衛生部門が主体となって運営していくことが適当でしょう。また，キャリア開発や人材育成を主眼に設定される場合は，人材育成施策として人材開発部門や教育研修部門，人事労務部門が主体となることが考えられます。

II チームづくりと役割の設定

社内の各関連部門はそれぞれに異なる目的，専門性，アプローチ，考え方（価値観），連携しやすい部門があり，それらが明確に他部門と異なるからこそ独自の力が発揮され存在価値が生まれます。しかし同時に部門間の縄張り意識や心理的対立も生じやすくなります。WE 向上のように，複数の部門領域の目標に入るような施策に取り組む場合は，より上位もしくは従来とは観点の異なる目的のもとに活動に取り組むことになり，より高い視座から組織全体を効率的に動かす必要があります。その点を関連部門と共有した上で，共通の目的を持った「チーム」をつくることが大切です。Honda の事例では，全社を統括し，方針策定や技術支援を行うために人事部門と専門職からなる

「全社メンタルヘルス推進チーム」を組織し，従業員のメンタルヘルスの新しい枠組みとして従業員のWE向上を基本姿勢におきました（小林，2012）。そして各事業所の施策運営を「事業所メンタルヘルス推進チーム」が推進しています（小林，2012）。このチームでは，人事労務部門が主幹となり，産業保健スタッフ，安全衛生部門と連携して年間計画を立てて推進しています。また，事業所によっては職場代表もメンバーに加わったり，安全衛生委員会の下部組織として運営を行い，労働組合（労組）と連携して施策推進を行ったりしています。それぞれの部門の強みや専門性を活かし，施策ごとに役割を明確にし，計画によっては他の関連部門とも連携するなど，柔軟な運営がなされています。また，労組，企業，健康保険組合（健保）が連携して職場改善に取り組んだ事例もあります（川上ほか，2014）。旭化成労働組合では，労組の取り組みのあり方の変革を模索する中で，これまでの「要求」する労組としてではなく，真の労使協調で会社も従業員もお互いが豊かになることにその存在意義を見出しました。そして，傷病手当金に対するメンタルヘルス疾患の割合が5割を超えるなどの問題の顕在化を機に，組合員の「働きがい」と「生きがい」を高めるために労組と会社と健保とが連携して取り組みを進めました。目的に応じて必要なメンバーが役割を持った好事例といえます。

● 文献

川上憲人，守島基博，島津明人ほか（2014）健康いきいき職場づくり．生産性出版．
小林由佳（2012）Hondaにおけるメンタルヘルス対策．産業精神保健 20-4；349-353．

II
Q & A

1
経営層へのプレゼン
──WEのメリット

2
人事労務管理にも
どんどん使おう！
──マネジメントの方法

3
産業保健スタッフや
関係部署と連携しよう！
──コラボレーションの要点

3

ワーク・エンゲイジメント
を高める方法

II
Q & A

第1章

WEとはなんだろう？

第2章

WEを取り入れよう！

第3章

WEを高める方法

第4章

WEはここでも役立つ！

Q
-
35
ワーク・エンゲイジメント向上に取り組む際に，多くの従業員の協力を得るコツや職場が主体的に取り組める方法があれば教えてください。

小林由佳

Answer

　役割，理念と目標，発信方法を見直し，仲間と良好事例を増やすことがポイントです。以下に詳しく説明します。

I　役割の明確化

　メンタルヘルスの取り組みは本来，経営者，管理監督者，労働者が主体となって行い，それを関係部門が支援するものであることを明確にしましょう（川上・小林，2015）。そして，それぞれがどのような役割を持ち，何をするべきかを示していきます。その上で支援する部門にはどのような役割が求められるかを検討し，必要な部門・メンバーを巻き込みます。ワーク・エンゲイジメント（WE）などの部門横断的なテーマは，1つの部門領域で完結しません。関係者が強みを活かして主体的に取り組むためには役割への納得感が必要です。

II　理念と目標の設定

　もうひとつ明確にしておきたいのは，活動の理念と目標です。どうして，何のために，WEを向上させる必要があるのかについてよく検討してみる必要があります。WE向上が大切であることに異論はなくても，そのために何かの活動をするとなると，やはりその理念と目標への納得感が必要です。活動の理念は，企業理念や会社で大切にされる価値観に通じるものであり，かつ関係者が納得する表現となるよう，議論を重ねましょう。メンタルヘルス施策は従業員の健康，従業員個人と組織の生産性の向上を目標にすることが一般的ですが，会社によってはメンタルヘルスの枠組みから視点を広げ，顧客へのサービス向上を最終目標とするインターナル・マーケティング（木村，2007）の考え方を取り入れたり，組織活性化や組織開発の取組みと連携したりすることで，活動への意義を高める工夫がなされています。

Ⅲ　発信の方法と巻き込み

　従業員に当事者意識を持たせ，職場や従業員が主体的に活動に取り組むためには，発信方法もよく考える必要があります。望ましいのはトップダウンとボトムアップの組み合わせですが，経営層の理解を得ることが難しいという声も聞きます。理念と目標，役割が明確で経営層の理解もあればトップからの発信に移ることが可能ですが，簡単にはいかないこともあるでしょう。しかし「トップ」とは経営責任者に限られるわけではありません。人事部門もしくは部門領域などが，その組織の方針として打ち出すことができれば活動は進みます。そして，活動への参画を徐々に増やしていくために少しずつ変化を起こしていきましょう。活動に共鳴する管理監督者や従業員をキーパーソンとして，一緒に取り組みを実施し，評価と議論と修正を繰り返す中で良好事例をつくり，さらに仲間を増やしていくことを地道に続けましょう。共鳴する仲間が増えないようでしたら，理念，目標，役割，発信方法を見直す必要があります。それらを繰り返すことが，結局は全体としての取り組みへの近道になります。

● 文献

川上憲人，小林由佳　監修（2015）ポジティブメンタルヘルス──いきいき職場づくりへのアプローチ．培風館．

木村達也（2007）インターナル・マーケティング──内部組織へのマーケティング・アプローチ．中央経済社．

Ⅱ
Q&A

1

みんなで一緒に
取り組もう！
──組織アプローチ

2

一人ひとりに
働きかけよう！
──個人アプローチ

II
Q&A

第1章
WEとはなんだろう？

第2章
WEを取り入れよう！

第3章
WEを高める方法

第4章
WEはここでも役立つ！

Q-36

従業員参加型のワーク・エンゲイジメント向上活動を始めたいのですが，具体的にどのような活動を行えば良いでしょうか？

森口次郎

Answer

I　まず経営層をはじめとする関係者の理解を得る

　産業医，産業看護職などが，会社の衛生委員会や経営層や管理職に向けた研修などの場で，ワーク・エンゲイジメント（WE）を高めることの意義について説明し，理解を得ることが必要です。その際，経営的なメリットと関連づけた説明を行うと，経営層の興味を引き，取り組みが加速することが期待できますので，本書のQ-21〜Q-28などを参考に取り組んでください。

II　ポジティブアプローチによるWE向上に向けた介入

　職場の強みに着目して職場活性化・改善に取り組む「ポジティブアプローチ」（川上，2016）が，北里大学の島津明人先生たちによって開発されています。ここではWE向上の取り組み事例として，筆者らが取り組んだ小規模事業場（A事業場：従業員15名の葬祭用品製造販売業）におけるポジティブアプローチ活用事例を紹介します（森口・原谷，2016）。

　この取り組みでは，事前に従業員がWE尺度を含む新職業性ストレス簡易調査票を記入し，集計で得られた職場の強み（右表）とそのさらなる強化に焦点を当てて，約1時間の従業員参加型ワークショップ（WS）を実施しました。WSでは，第3位の「同僚のサポート」について，雑談などは部署を超えて気軽に話せるものの，「業務に関連する情報共有は不十分」との課題が確認され，強みを発展させるために，「毎週各部署から少なくとも1名の従業員が集まりミーティングを行う。部署間の課題や要望・連携事例などの共有と議論を行う」を目標として職場環境改善活動に取り組むことが決まり，3カ月の活動が行われました。

　筆者が見学したある日のミーティングでは，営業，管理，物流の三部門から2名ずつが出席し，「営業部門の来客予定を他部署も把握して失礼のない対

表　A事業場の職場の強み トップ5

	項目名	項目内容
1	役割の明確さ	自分の職務や責任が何であるかわかっている
2	仕事のコントロール	自分で仕事の順番・やり方を決めることができる
3	同僚のサポート	同僚と気軽に話ができる
4	仕事の適性	仕事の内容は自分にあっている
5	技能の活用	自分の技能や知識を仕事で使うことができる

II
Q&A
1
みんなで一緒に
取り組もう！
──組織アプローチ

2
一人ひとりに
働きかけよう！
──個人アプローチ

応をするための周知方法」など実務に即した課題やその方策が議論されていました（下写真）。

III　粘り強く取り組むことが重要

　A事業場の活動前後で，新職業性ストレス簡易調査票の指標の改善は認めませんでした。初めての活動でストレスを感じ，活動の効果を一部相殺したのかもしれません。しかし改善計画担当者によると，活動は普段思っている

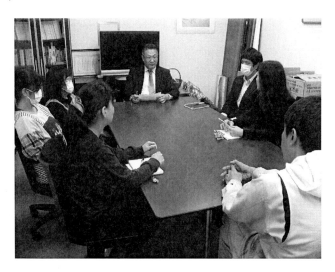

写真　A事業所の多部署ミーティング

II
Q&A

第1章

WEとはなんだろう？

第2章

WEを取り入れよう！

第3章

WEを高める方法

第4章

WEはここでも役立つ！

不満や部門をまたがる課題などを述べて解決の糸口を得る場になっており，前向きに捉えている従業員が多いとのことでした。他の小規模事業場における類似研究では，WS自体が「他の従業員の意見を聞き会社への思いを共有する良い機会」であることや経年的な取り組みにより従業員のメンタルヘルス指標が徐々に改善していくことが報告されています。

島津（2014）は職場改善を成功させる6つのポイントの中で「短期的な視点だけでなく長期的な視点も持つ」ことを推奨しています。調査票の前後比較にとどまらず，参加者の評価などにも耳を傾け，粘り強く取り組んでいくことで，WEに関わる指標などの改善が得られることが期待されます。なお，繁忙期を避けることや節目での進捗確認も安定した取り組みの助けとなります。

●文献
川上憲人 主任研究（2016）平成25-27年度厚生労働科学研究費補助金労働安全衛生総合研究事業「事業場におけるメンタルヘルス対策を促進させるリスクアセスメント手法の研究」（ポジティブアプローチグループ 編：従業員のメンタルヘルスは経営資源！ 職場環境へのポジティブアプローチ～職場活性化への5ステップ～ツールの紹介と進め方（社内担当者向け）.（http://kokoro.mhlw.go.jp/wp-content/uploads/2017/12/H27_positive_shokuba_kasseika.pdf［2018年6月6日閲覧］））
森口次郎, 原谷隆史（2016）小規模事業場における職場環境改善モデル事業（1）. 産業精神保健 24；217-222.
島津明人（2014）職場改善活動の進め方の留意点は？ 産業精神保健 22；55-57.

ワーク・エンゲイジメントは
周囲や仕事の状況によって変わるもの？

種市康太郎

　ワーク・エンゲイジメント（WE）研究では，エンゲイジメントには個人間での差があると同時に，個人内での変化もあると言われています。個人内の変化ということとは，一人の個人において，エンゲイジメントが高い日と低い日があるということです。性格のように，常にエンゲイジメントが高い人と低い人に分かれるというわけではなく，個人による変動があるということです。

　個人の中でのWEの変化を調べるために，日記法という方法が用いられることがあります。これはいわゆる日記を書くというより，日々，調査用紙に回答をしてもらうということです。日記法では日々のエンゲイジメントだけでなく，日々の心理状態，仕事の状況なども聞きます。Sonnentag（2003）の日記法による調査によると，個人差で説明できる部分が58％，個人内の変動で説明できるものが42％であることを明らかにしています。個人による変動も大きいと言えるでしょう。

　では，どんな状況が日々のエンゲイジメントを高めるのでしょうか？　これには3つあります。

①日々の「自己効力感」を高めることです。簡単に言えば，成功体験を増やすこと，失敗経験を避けることです。毎日，達成可能な程度の目標を定めて行動するなどの方法が考えられます。

②「リカバリー」を十分に取ることです。これは，仕事から少し離れて，回復を図ることです。具体的には，仕事の精神的緊張から気持ちを切り離す，十分に休息を取る，仕事以外の他の活動（スポーツや仕事以外の交流など）を行うなどです。

③仕事の資源を高めることです。これは個人ではなかなかできません。もしあなたが上司なら，部下が意見を言う機会を作る。仕事を任せて，口出ししない。部下の能力が発揮できるような仕事の分担を考えるなどを行うと，WEが高まる素地ができると思います。

● 文献

Sonnentag S（2003）Recovery, work engagement, and proactive behavior : A new look at the interface between non-work and work. J Appl Psychol 88 ; 518-528.

II
Q&A

第1章

WEとはなんだろう？

第2章

WEを取り入れよう！

第3章

WEを高める方法

第4章

WEはここでも役立つ！

Q‑37 ベテランと若手のコミュニケーションを増やすために声かけ運動を始めたのですが，まったく浸透しません。従業員にどう協力を呼びかければ良いでしょうか？

中辻めぐみ

Answer

　結論から申しますと「スモールステップから始めること」「協力者を募ること」「反対意識を持っている人の意見を聴くこと」「必ずPDCAを回すこと」これらを基軸にすることが重要です。

I　スモールステップから始めること

　全社的な取り組みを行うことで，職場環境は大きく変わります。しかし実際に行うと，熱心に取り組んでくれる部署とそうではない部署の温度差が出てきます。これらの現象はどの企業においてもよく見られるケースです。そのため，まずはこの状況を一度受け入れることから始めましょう。その後，熱心に取り組んでくれている部署を観察します。なぜうまく回っているのか，どんな工夫があるのか，ヒアリングしても良いですね。

　また熱心に取り組んでいる部署がどこにもないとなった場合は，仕掛けた側の部署から始めましょう。たとえば大がかりなことではなく「おはようございます。今日も天気が良いですね」と，挨拶＋一言を加える程度の声かけから始めてみてはいかがでしょうか？　人数も少なく，手軽に行える，スモールステップから始めると良いです。

II　協力者を募ること

　上記Ⅰがうまくいったら，今度は水平展開をしていきます。その際に，この取り組みに賛同してくれる人を見つけましょう。「コミュニケーションを図ることで職場が活性化すると思うんだ」「若手の柔らかい発想とベテランの経験をうまく融合させるとより良い仕事ができると考えてみたのだけど……」など，この取り組みを行おうとした思いや理想を伝え，協力者を募ります。その考え方に賛同できると思った人を巻き込んで，他の部署にも広げていきます。

II
Q & A

1

みんなで一緒に
取り組もう！
——組織アプローチ

2

一人ひとりに
働きかけよう！
——個人アプローチ

Ⅲ　反対意識を持っている人の意見を聴くこと

　大半に浸透してきたら，今度は浸透していない部署にも意見を求めてみましょう。その際には「なぜ，取り組んでくれない？」と責めるような言い方は禁物です。「率直な意見を聴かせて欲しい」というスタンスで臨みます。たとえば「行う意味を感じない」などのネガティブな意見があるかもしれません。しかしよくよく話を聴いてみれば，実は「気恥ずかしさがあった」であるとか「すでにコミュニケーションが取れている」といったこともあるのです。

Ⅳ　必ずPDCAを回すこと

　上記Ⅲで得た意見は，実は「宝の山」です。「気恥ずかしさ」を払しょくするにはどうしたら良いか？　など，出てきた意見を集約して，PDCAの「C（check）」に活かしましょう。そして次の「A（action）」につなげます。ありがちな例としては，「まったく浸透しない」を検証することなく「うまくいかなかった」と結論づけて，止めてしまうことです。すでに「P」「D」はできているのです。諦めずに「C」「A」をやり遂げるようにしましょう。

Ⅴ　他の方法を考えてみる

　もしくは方法を変えてみるのも良いかもしれません。目的は「ベテランと若手のコミュニケーションを増やすこと」ですので，手法を変えても目的が達成すれば良いわけです。同時に「声かけキャンペーン」が浸透しなかった理由を検証してみることも大切です。「声かけのきっかけがつかめない」などの理由であれば，それを補う方法に変えてみましょう。たとえば「話しやすい場」を設けるために「ランチ会」をするなども考えられます。

　筆者が支援している企業では，社内でポジティブ・メンタルヘルスの勉強会を開き，グループワークを行いました。この際のグループ分けは4名程度とし部署や年齢の枠を外したものにしました。それぞれのグループで話し合いを進める中で，職場における会話が少ないことに課題を感じ，グループごとに「ランチ会を開くこと」にしました。時期は四半期に1回としたグループや「メンバーと廊下でばったり会ったとき」としたグループもありました。半年後にフォローアップ勉強会を行った際には，和気あいあいとした雰囲気が醸成されており，「仕事以外でも話すことができる仲間が増えて良かった」という意見が多数寄せられました。今現在も自発的に取り組まれています。

II
Q&A

第1章
WEとはなんだろう?

第2章
WEを取り入れよう!

第3章
WEを高める方法

第4章
WEはここでも役立つ!

Q-38

職場内の人間関係を良くしたいのですが，ワーク・エンゲイジメントを高めることは組織風土改善にどのような効果がありますか?

澤田宇多子

Answer

　組織風土や職場の人間関係は，ワーク・エンゲイジメント（WE）ととても密接な関係があります。WEは「仕事の要求度」と「個人の資源」「仕事の資源」との関係に影響を受けるわけですが，「仕事の資源」には「同僚からの社会的支援」「上司との良好な関係」「職場の良い雰囲気」「チーム精神」などの組織風土や職場の人間関係としての要素が含まれているからです。

　WEを高めるための昨今の課題として，産業保健からのアプローチ（例 管理監督者研修，職場環境改善など），人的資源管理などのアプローチ（例 リーダーシップ，研修とキャリア開発など）の実践的な取り組みとその科学的な検証が挙げられますが，その取り組みと効果検証はいまだ多くはありません。

　そこで近年，職場環境改善プログラムのひとつである「CREWプログラム」に注目が集まっています。このCREWプログラムは2005年にアメリカの退役軍人局で開発されたプログラムで「Civility（礼節），Respect（敬意），and Engagement in the Workplace（いきいきと働く）」の頭文字を取り，CREWと呼ばれます。これまで，アメリカやカナダの病院，コールセンター，郵便局など，1,200以上の施設で実施されてきた実績があります（アメリカ合衆国退役軍人省，HP）。

　CREWプログラムの大きな特徴は「職場の人間関係に働きかけることで，組織風土や職場環境を改善しWEの向上を図る」という枠組みにあります（右図）。職場の人間関係に働きかける方法には，たとえば「お互いの価値観や考え方を知ること」「お互いに敬意を持つこと」などに関するワークの実施があります。ワークの具体的な内容や実施方法，プログラム全体の回数や時間などは，その職場や組織の状況に応じて組み立てることができるなど，その柔軟性の高さもCREWプログラムの特徴と言えます。CREWの日本での取り組

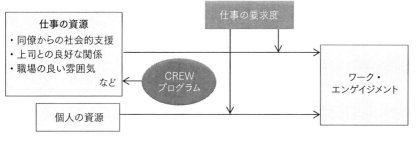

図 仕事の要求度，資源，ワーク・エンゲイジメントの関係
（島津・佐藤（2012）を一部改変）

II
Q & A

1
みんなで一緒に
取り組もう！
──組織アプローチ

2
一人ひとりに
働きかけよう！
──個人アプローチ

みはまだ始まったばかりですが，今後の実施と効果検証に期待が寄せられています。

　仕事の資源を充実させること，すなわち，組織風土や職場の人間関係を良好にするためのアプローチを行うことは，WEを高めるための重要な鍵のひとつと言えます。

●文献

Osatuke K, Moore SC, Ward C et al. (2009) Civility, respect, engagement in the workforce (CREW) nationwide organization development intervention at Veterans Health Administration. J Appl Behav Sci 45 -3 ; 384-410.

Schaufeli WB & Dijkstra P (2010) Bevlogen aan het werk. Van Heemstraweg : Thema-Uitgeverij.（島津明人，佐藤美奈子 訳（2012）ワーク・エンゲイジメント入門．星和書店）

島津明人（2016）ワーク・エンゲイジメントと仕事の要求度－資源モデル──健康増進と生産性の向上の両方に向けて．産業ストレス研究 23 ; 181-186.

U.S. Department of Veterans Affairs（アメリカ合衆国退役軍人省）．National Center for Organization Development.（https://www.va.gov/ncod/crew.asp［2018年6月8日閲覧]）

II
Q&A

第1章
WEとはなんだろう?

第2章
WEを取り入れよう!

第3章
WEを高める方法

第4章
WEはここでも役立つ!

Q-39 短期間で職場やチームが変わる場合（例 IT業界，人事異動の多い会社等）のワーク・エンゲイジメント向上策を教えてください。

市川佳居

Answer

短期間でチームが変わる職場の例として，IT業界のプロジェクトチームがあります。たとえば，6カ月，1年などの納期内に新システムを完成してチームが解散します。プロジェクトチームには，正社員だけでなく，派遣社員や契約社員，外部コンサルタントなど，さまざまなかかわり方のメンバーがいます。こういう場合にワーク・エンゲイジメントを高めるには，プロジェクトメンバーには，自律して，自分のタスクをこなしてもらうことが重要です。そのための方法として，3つご紹介したいと思います。

I　プロジェクトマネジメント

まず，1つ目として，基礎的なことですが，プロジェクトマネジメントをしっかりと行うことが重要です。プロジェクトマネジメントとは，ある期間内に目標を達成するために，コスト，資源，時間のバランスを考慮してプロジェクトを遂行し，期待したアウトプットを得ることです。

プロジェクトマネジメントの中に，WBS（Work Breakdown Structure）というコンセプトがあります。WBSとはプロジェクトにおける作業を細かい単位に分割し，階層構造などで管理する手法のことです。WBSでは，最初に必要な作業の洗い出しを行い，可能な限り細分化し，それぞれの作業について必要なコストや人員配分を割り出します。たとえば，「見積もりを作成する」「レイアウトを作成する」「データ処理を実装する」などはWBSのひとつです。管理者は，WBSによって，作業全体の把握や各作業の体系的つながりを把握することができます。プロジェクトメンバーにとっては，自分が今，行うべきタスク，期待されているアウトプット，それをいつまでに達成しないといけないか，などが明確になります。プロジェクトマネジメントでは，終わった作業はアプリを使って記録していきますので，メンバー全員に進捗が見え

る化され，それが本人の次のタスク達成の動機づけにもなります。

Ⅱ　マインドフルネス

2番目として，プロジェクトメンバーが自律してやる気を起こすためには，仕事上で困難に遭遇しても，冷静な態度を保ち，集中して，自分が今やるべき仕事を遂行することが必要です。そのためのツールとしてマインドフルネスがあります。これは，怒って戦いモードなどに入りがちな気持ちを静め，平常心に戻ることを手助けします。プロジェクトメンバーにマインドフルネス瞑想を学ぶ機会を与え，仕事中にも休憩時間などに瞑想をする静かな場所を提供すると良いでしょう。

Ⅲ　ソーシャル・レコグニション・プログラム

3番目として，ソーシャル・レコグニション・プログラムという従業員同士がお互いを承認し合う制度があります。欧米の企業では最近，従業員同士が，社内のSNSのアプリ上で同僚の良い行いを褒め，褒められるとポイントがたまり，そのポイントをギフト券と交換できるようになっています。これは従業員のやる気やエンゲイジメントを向上させるのに効果があると言われています。

　短期間のプロジェクトメンバーのWEを向上させる効果的な方法はその企業やプロジェクトの性質によって違うと思いますが，上記の3つが参考になれば幸いです。

● 文献

日本PMI日本支部（https://www.pmi-japan.org/［2018年8月21日閲覧］）

Ⅱ
Q & A

1
みんなで一緒に
取り組もう！
——組織アプローチ

2
一人ひとりに
働きかけよう！
——個人アプローチ

II
Q & A

第1章
WEとはなんだろう？

第2章
WEを取り入れよう！

第3章
WEを高める方法

第4章
WEはここでも役立つ！

Q-40 オフィス環境のデザインとワーク・エンゲイジメントはどのような関係がありますか？

花里真道

Answer

　ワーク・エンゲイジメント（WE）とオフィスの物理的な環境の関係は研究途上にありますが，先行する研究を参照しつつ，その関係について考えてみたいと思います。

I　開放的で動きのあるオフィス環境

　チームに建設的な意見を言い合える雰囲気があり，まとまっていて，明確な目標があることにより，そのチームのWEが高まることを明らかにした研究があります（Torrente et al., 2012）。開放的なオフィスでは，同僚や上司の顔が見通せ，相互にコミュニケーションがとりやすくなり，困っているときに互いに支援しやすくなります。そのため，開放的なオフィスのデザインは，チームのより良い雰囲気やまとまりを醸成するための基本的な要件であると考えられます。

　さらに，WEが高い者は，座位時間が少ないと報告した研究があります（Munir et al., 2015）。オフィス内を自在に動き回れる環境づくりや，立ち会議のできるカウンターやスタンディング・デスクによるスタンディング・ポジションの活用，さらには，階段の積極利用によるフロア間の活発な行き来とコミュニケーションや身体活動の増進，といったデザインは，WEの向上に寄与する可能性があります。

　このように，開放的で動きのあるオフィス環境のデザインは，コミュニケーションや身体活動の増加につながるため，従業員一人ひとりのWE向上を目指した取り組みといえます。

II　プライバシーの確保

　しかし，オフィス環境と満足度を調査した研究（Kim & De Dear, 2013）からは，開放的なオフィスのデメリットも示されています。音のプライバシーが

II
Q&A

1
みんなで一緒に
取り組もう！
──組織アプローチ

2
一人ひとりに
働きかけよう！
──個人アプローチ

保たれないことに，パーティションで区切られた大部屋のオープンプラン型のオフィスでは約50～60%の従業員が不満を感じ，1人または少人数の個室であるクローズドプラン型のオフィスでは約20～40%の従業員が不満を感じました。オープンプラン型のオフィスでは，周りの音を遮る壁がなく，耳に入ってくる音をコントロールできません。集中したいときに，集中が妨げられると，強いストレスになる可能性があります。遮音性を高めたコンセントレーション・ブースで業務ができるなど，必要に応じて自席以外の場所を活用できる工夫も重要です。

　私たちの研究では，自席を開放的であると感じる者に比べ，囲まれていると感じる者で，WEが高まる傾向がみられました。囲まれていることで，音や視線のプライバシーが保たれ，業務に集中でき，WEの向上につながった可能性が考えられます。

Ⅲ　まとめ

　これまでみてきたように，チーム内のコミュニケーションを促し，動きのある活発なワークスタイルを支援しつつ，プライバシーを保ち，集中できるスペースを十分に確保することが，WEを高めるオフィス環境のデザインとして重要であると考えられます。従業員一人ひとりの多様な働き方を支援することのできる，場の多様性に注目し，さまざまな空間をうまく組み合わせ，プロジェクトやチームを横断したコミュニケーションを実現し，自然に身体が動き，いきいきと働けるオフィス環境のデザインが求められています。

●文献

Kim J & De Dear R (2013) Workspace satisfaction : The privacy-communication trade-off in open-plan offices. J Environ Psychol 36 ; 18-26.

Munir F, Houdmont J, Clemes S et al. (2015) Work engagement and its association with occupational sitting time : Results from the Stormont study. BMC Public Health 15-1 ; 30.

Torrente P, Salanova M, Llorens S et al. (2012) Teams make it work : How team work engagement mediates between social resources and performance in teams. Psicothema 24-1 ; 106-112.

II
Q&A

第1章

WEとはなんだろう？

第2章

WEを取り入れよう！

第3章

WEを高める方法

第4章

WEはここでも役立つ！

Q-41 ワーク・エンゲイジメントと管理職のリーダーシップの関係性や部下たちへの影響を教えてください。

池田 浩

Answer

I 部下のメンタルヘルスと管理者のリーダーシップ

あらゆる組織は，分業に基づいて複数の職場から構成されており，そこには管理者と複数の部下が所属しています。部下は管理者の下で所与の業務を取り組むことからわかるように，管理者のリーダーシップは部下のワーク・エンゲイジメント（WE）に大きな影響を与えます。どのようなタイプのリーダーシップがWEに影響を及ぼすかを理解する上で，管理者による目標達成への導き方という視点からリーダーシップを整理すると，部下のメンタルヘルスに及ぼす影響をうまく理解することができるようになります（右図）。

最初に，管理者が部下に関与しないタイプを自由放任型リーダーシップと呼びます。これは，管理者として必要な行動を避ける消極的なリーダーシップと位置づけられます。このタイプのリーダーシップは，一見すると部下のメンタルヘルスとは関連性がないように見えますが，実は間接的に悪影響を及ぼすことがわかっています。つまり，管理者が必要な役割行動をとらないことで，部下は自らの役割を理解できずに葛藤を感じるようになります。また，管理者が部下と関わらずに距離を置くことで，職場内でいじめが発生する危険性も高まります。これらの問題は，部下のメンタルヘルスにも悪影響を及ぼすようになります。

次に，管理者が部下に対して侮辱的な行為を行うことを侮辱的管理と呼びます。この行為は，一見すると管理者（リーダー）主導で目標達成に導いているように見えますが，部下に対して激しい叱責や脅しなど，行き過ぎた行為や倫理的に悖ることから最近では「ハラスメント」として問題視されています。侮辱的管理は，直接部下に向けられることから，不安や抑うつ，バーンアウトを引き起こします。

II
Q&A

1
みんなで一緒に
取り組もう！
──組織アプローチ

2
一人ひとりに
働きかけよう！
──個人アプローチ

目標達成への導き方	非主導	管理者（リーダー）主導		部下（フォロワー）主導
	自由放任的リーダーシップ	侮辱的管理	トップダウン・リーダーシップ	サーバント・リーダーシップ
管理者の主な行動	・役割行動を取らない ・部下とのコミュニケーション欠如	・攻撃行動 ・激しい叱責 ・脅し ・嫌がらせ	・指示・命令 ・上意下達 ・信賞必罰	・奉仕 ・成長支援 ・期待とねぎらい
メンタルヘルスなどへの主な影響	・役割葛藤 ・モチベーション欠如 ・職場内いじめ	・不安 ・抑うつ ・バーンアウト	・やらされ感 ・他律的モチベーション ・指示待ち	・ワーク・エンゲイジメント ・自律的モチベーション

図　目標達成への導き方から見たリーダーシップとメンタルヘルスとの関連性

　さらに，課題達成に向けて管理者が部下にトップダウンで指示や命令を行うことをトップダウン・リーダーシップと呼びます。この働きかけは，部下の意向を考慮せずに指示命令で動機づけるため，部下の自律性は削がれてしまい，やらされ感や受け身で仕事に取り組むようになります。

II　部下のWEを引き出すサーバント・リーダーシップ

　一方で，部下（フォロワー）主導で目標達成に導くリーダーシップとして，最近，部下の業務遂行や成長を支援することを重視したサーバント・リーダーシップが注目され，WEを引き出すことが確認されています（池田，2016）。サーバント・リーダーシップとは，Greenleaf (1977) が提唱した理論であり，管理者が目標を掲げ，それを達成するために上から指示や命令で部下を引っ張るのではなく，部下が目標を達成できるように下から支えて，尽くすことです。

　では，なぜサーバント・リーダーシップが部下のWEを引き出すのでしょうか。サーバント・リーダーシップでは，管理者は部下の成長や職務を積極的に支援するため，部下は管理者の期待に応えようとします。さらに，管理者は部下に職務を任せることで，部下は自分なりに創意工夫しながら取り組むだけでなく，絶えず言われる前に何をすべきか，職場全体で何が期待され

II
Q&A

第1章

WEとはなんだろう？

第2章

WEを取り入れよう！

第3章

WEを高める方法

第4章

WEはここでも役立つ！

ているかを考えながら取り組むようになります。

　これらのことから部下は業務に対して前向きな姿勢を持つようになり，WE を高めるようになるのです。

● 文献

Greenleaf RK (1977) Servant Leadership : A Journey into the Nature of Legitimate Power and Greatness. New York : Paulist Press. (金井壽宏 監訳 (2008) サーバントリーダーシップ. 英治出版)

池田浩 (2016) 従業員のポジティブメンタルヘルスを引き出すサーバント・リーダーシップの可能性. 産業ストレス研究 23-3 ; 217-224.

II
Q & A

1

みんなで一緒に
取り組もう！
──組織アプローチ

2

一人ひとりに
働きかけよう！
──個人アプローチ

Q-42

ワーク・エンゲイジメントが低い部署の管理職へは，どのような助言や支援，教育を行うと良いでしょうか？

関屋裕希

Answer

仕事の資源を増やす管理職の行動を支援することが重要です。

I 仕事の資源を増やすアプローチ

仕事の要求度−資源モデル（Q-13）をもとに考えると，仕事の資源を増やすことがWEの向上，心理的ストレス反応の低減につながります。WEが低い部署についても，その部署の管理職が資源を増やすような行動をとることができるように支援していくことが大事です。仕事の資源には，個人で作業することに関わる資源，チームで仕事をすることに関わる資源，制度など組織のあり方に関する資源の3つのレベルがあります。

WE向上につながる仕事の資源を増やすアプローチとしては，ソーシャルサポートやフィードバックが得られる仕組み，人間に元来備わる成長したい，学習したい，自律したいという欲求を刺激する働きかけ，目標達成に対して報酬を与える動機づけの仕組みなどを中心に研究が進められているところです（Knight et al., 2016）。事業所全体として，これらの視点に基づいた施策を構築して各部署を支援するとともに，各管理職へも助言や教育を行っていきます。

II 資源や部下のWEを高める管理職のコンピテンシー

管理職への教育の具体的なヒントとして，英国安全衛生庁（HSE）が開発した，部下のストレスを予防し軽減する管理職の能力（ストレスマネジメントコンピテンシー）に関するリストを紹介します。このリストには，4領域，12種類のコンピテンシーが含まれています（次頁表）。

日本語版も作成されており，リストをセルフチェックのツールとして活用した管理職向けの教育研修の効果を，部下が研修前後に回答した仕事の資源やWEについてのデータを使って検証した研究があります（関屋ほか，2018）。

II
Q & A

第1章

WEとはなんだろう？

第2章

WEを取り入れよう！

第3章

WEを高める方法

第4章

WEはここでも役立つ！

表　管理職のストレスマネジメントコンピテンシーリスト

領域1　部下への配慮と責任	
①誠実さ	例 自分はやると言ったことは実行する。
②感情のコントロール	例 自分の気分が，どんなときどう変わるか自覚している。
③配慮ができる	例 ネガティブなフィードバックより，ポジティブなフィードバックを多く与える。
領域2　現在と将来の仕事に対する適切な管理・伝達	
①先の見通しを立てて仕事を管理する	例 チームの作業量を常に把握している。
②問題解決	例 チームを代表して問題をフォローする。
③メンバー意識を高める／権限を与える	例 チームのメンバーが役割に応じて成長できるよう助ける。
領域3　チームメンバーへの積極的な関わり	
①身近な存在である	例 チームのメンバーと一対一で話す機会を定期的に設ける。
②社交的である	例 職場においても笑顔でいる。
③共感を持って接する	例 物事をチームメンバーの視点からも見る。
領域4　困難な状況における合理的な考えと対処	
①対人関係への対応	例 チーム内の小さな口論が大きな争いになる前に対処する。
②組織が持つ資源の利用	例 問題に対応する助けとして，人事部門を利用する。
③責任を持って問題解決にあたる	例 物事がうまくいかない場合の最終責任は自分がとることを明確にする。

　その結果，コンピテンシー全体の得点が上がると，部署レベルの資源（チームで仕事をすることに関わる資源）が上昇すること，特に，領域1と領域2のコンピテンシーが関係していることがわかりました。さらに，詳細な分析の結果，領域1に含まれる「上司の誠実さ」に関するコンピテンシーが高まると，部下のWEが高まる可能性が示されました。

　管理職向けのコンサルテーションやメンタルヘルス研修の中で，コンピテンシーリストを使って管理職自身にセルフチェックしてもらい，自身のマネジメントを振り返ってもらうこと，領域1・2や「誠実さ」のコンピテンシーに関連するマネジメント行動の強化に取り組んでもらうことを支援する方法が考えられます。

●文献

Knight C, Patterson M & Dawson J (2016) Building work engagement : A systematic review and meta-analysis investigating the effectiveness of work engagement interventions. J Organ Behav 38 ; 792-812.

関屋裕希, 川上憲人, 堤明純 (2018) 職場のラインケア研修マニュアル. 誠信書房.

II
Q & A

1

みんなで一緒に
取り組もう！
——組織アプローチ

2

一人ひとりに
働きかけよう！
——個人アプローチ

II
Q&A

第1章
WEとはなんだろう？

第2章
WEを取り入れよう！

第3章
WEを高める方法

第4章
WEはここでも役立つ！

Q-43 ストレスチェックの集団分析結果にもワーク・エンゲイジメントの指標を入れたいのですが，効果的な方法を教えてください。

宮中大介

Answer

　ストレスチェックの調査票として，ワーク・エンゲイジメント（WE）に関する項目を含む新職業性ストレス簡易調査票（Q-19を参照）を用いた場合の結果の表示の例としては，いきいき度分布図（右図参照）を用いる方法が挙げられます。いきいき度分布図は，WEの評価結果を縦軸，職場の一体感の評価結果を横軸として，自組織の結果を布置するものです。WEと職場の一体感の高低について視覚的に把握しやすくなるため，集団分析結果に基づく職場環境改善の際の資料のひとつとして有用と考えられます。なお，職場の一体感という指標は，新職業性ストレス簡易調査票が依拠する「健康いきいき職場づくりモデル」において，心身の健康，WEとならんで向上させるべきアウトカムとされている指標です。たとえば，職場の一体感が高い職場では従業員の活気が高く，仕事のパフォーマンスも高いといったことが知られているため（Carmeli et al., 2009），WEと職場の一体感がともに高い職場が望まれます。

　実務上用いられることの多い新職業性ストレス簡易調査票の短縮版（80項目）を例に評価方法を説明します。WEに関しては，「仕事をしていると，活力がみなぎるように感じる」と「自分の仕事に誇りを感じる」の項目に対する回答について，「そうだ」を4点，「まあそうだ」を3点，「ややちがう」を2点，「ちがう」を1点として採点し，2つの項目の合計得点を2で割った値を評価結果とします。同様に，職場の一体感に関しては，「私たちの職場では，お互いに理解し認め合っている」という項目を「そうだ」を4点，「まあそうだ」を3点，「ややちがう」を2点，「ちがう」を1点として採点し，評価結果とします。

　東京大学大学院医学系研究科精神保健学分野のホームページには，日本全

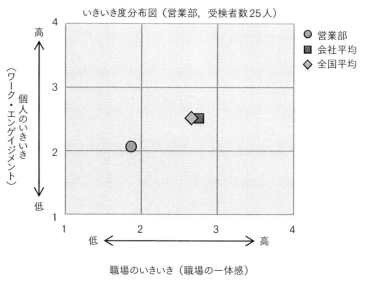

図　いきいき度分布図の例

II
Q&A

1
みんなで一緒に
取り組もう！
──組織アプローチ

2
一人ひとりに
働きかけよう！
──個人アプローチ

国から抽出された約1,600人のWEや職場の一体感に関する全国平均値や職種別，役職別の平均値が公開されています。いきいき度分布図を作成する際には，自組織の評価結果に加えて，それらの平均値を比較資料として布置することで，自組織の特徴がより把握しやすくなり，職場環境改善に有用な資料となると考えられます。

● 文献

Carmeli A, Ben-Hador B, Waldman DA et al. (2009) How leaders cultivate social capital and nurture employee vigor : Implications for job performance. J Appl Psychol 94-6 ;1553-1561.
東京大学医学系研究科精神保健学分野HP (http://www.jstress.net [2018年6月8日閲覧])

II
Q&A

第1章

WEとはなんだろう？

第2章

WEを取り入れよう！

第3章

WEを高める方法

第4章

WEはここでも役立つ！

ストレスチェックの集団分析結果に基づいて，職場環境改善に取り組む予定です。職場内のワーク・エンゲイジメント向上を図る方法を教えてください。

湯佐真由美

Answer

　現在のストレスチェック制度では，集団分析の実施は努力義務となっています。2017年7月の厚生労働省の発表によると，集団分析を実施した事業場の割合は78.3％とのことです。努力義務範囲であるため，この割合にとどまっていると考えられます。第13次労働災害防止計画では，集団分析結果を活用し，職場環境改善に取り組む事業場の割合を，2016年の37.1％から60％までに引き上げる目標が掲げられています。そのような状況の中で，ワーク・エンゲイジメント（WE）の向上を図るための職場環境改善に取り組むことは，大変先進的な取り組みであると考えられます。

　ここでは，公開されている新職業性ストレス簡易調査票を参考にし，WEの向上を図る方法を検討してみたいと思います。新職業性ストレス簡易調査票には，アウトカム（成果・結果）としてのWEを測定する設問と，WEに影響を与える要因を測定する設問が含まれていますので，今回のご質問の参考になると思います。

I　WEと相関の高い項目を特定する

　それではまずWEと相関の高い項目を特定することから始めてみましょう。研究班の報告書によると，WEは，「仕事の適性」「働きがい」「成長の機会」という項目との相関が高いです。ご自分の職場の結果を知りたい場合には，実際のストレスチェックの結果から，WEと相関の高い項目を抽出されると良いでしょう。

　WEはアウトカムですので，職場環境改善によって，直接WEを向上させることは難しいと考えられますが，間接的にWEに関係のあるこれらの項目を高めるような職場環境改善を行うことで，結果的にWEを高めることができると予想されます。

II
Q & A

1

みんなで一緒に
取り組もう！
——組織アプローチ

2

一人ひとりに
働きかけよう！
——個人アプローチ

表　新職業性ストレス簡易調査票の設問（一部抜粋）

項目名	設問内容
仕事の適性	仕事の内容は自分にあっている
働きがい	働きがいのある仕事だ 自分の仕事は意味のあるものだ 自分の仕事は重要だと思う
成長の機会	仕事で新しいことを学ぶ機会がある 仕事で自分の長所をのばす機会がある 職場では，自分の技能を十分に高めることができる
ワーク・エンゲイジメント	仕事をしていると，活力がみなぎるように感じる 自分の仕事に誇りを感じる

　新職業性ストレス簡易調査票では，WEとこれらの項目は，上の表のような設問で測定されます。

II　各項目の結果を高める方法を検討する

　では次に，WEと相関の高い項目の結果を高める方法を検討してみましょう。たとえば，「成長の機会」という項目について取り上げてみます。設問を確認すると，「自分が仕事を通じて成長する機会を得ることができている」と従業員が認識できることで，この項目が向上すると想定されます。従業員が成長できるよう少しストレッチした目標を与えてみる，従業員の持っている技能を活用できるよう業務をアサインする，新しいスキルを身につけることができる研修や実習に参加してもらう，などの方法です。

　もうひとつ「働きがい」という項目について考えてみます。どうしたら「自分の仕事は意味のあるものだ」と感じてもらえるでしょうか。仕事や業務をアサインする際，目標や目的をはっきりと伝える，行っている仕事にどのような意義があるのか，どのように会社や社会に良い影響を与えるのかを伝える，検討してみる，プロセスの途中の報告で目標にきちんと合った方向で進行していることをフィードバックする，などの方法で向上できるのではないかと思います。

　このように，WEと関係のある項目の設問を確認し，何を行うとこれらの項目が向上するか，各職場で実際にできそうな改善方法を，職場の皆さんで話し合って探していただけたらと思います。

II
Q&A

第1章
WEとはなんだろう？

第2章
WEを取り入れよう！

第3章
WEを高める方法

第4章
WEはどこでも役立つ！

Q-45
EAPや保健師，社労士などに，ワーク・エンゲイジメントを高める研修はお願いできるのでしょうか？　研修内容，講師の選び方なども教えてください。

長見まき子

Answer

ワーク・エンゲイジメント（WE）を高める研修は，職場のメンタルヘルス対策の中では活性化対策に位置づけられ，心の健康の保持増進を目的とする基本的なメンタルヘルス教育が十分浸透した上で取り入れると効果的です。また，研修は個人向け研修（セルフケア），管理者向け研修（ラインケア）として実施します。個人向け研修はWEを向上させる個人の資源を，管理者向け研修は仕事の資源の充実を目指します。個人の資源と仕事の資源が相互に影響を及ぼし合いながらWEを高めるので，個人向けWE研修と同時に仕事の資源の向上につながる管理者向けWE研修を行うのが良いでしょう。研修の計画段階では，バラバラに計画を立てるのでなく，研修時期や対象者などを検討し相乗効果が上がるよう工夫します。

次に川上（2012）を参考に，具体的な研修内容や講師について説明します。

I　従業員向けWE研修

①対象：時間，費用，人的資源などに制約がある場合には，優先度の高い集団から実施することが推奨されています。たとえば，ストレスチェック集団分析結果から，不活性と判定された職場の従業員，研究職など仕事の性質上WEの高さを求められる職種，あるいは入社5年目など節目の従業員等，事業場の状況に応じて対象を設定します。対象を絞り込むほうが，対象の特徴に特化した内容にできるため効果的です。

②形式：集合形式での実施が大半だと思いますが，座学だけにならないよう演習形式とし，1回あたりの対象者数も30人程度で計画します。これは，個人向け研修だけなく管理者向け研修でも同じです。

③内容：島津（2014）は，WEを高める要因としての個人の資源は個人の内部にある心理的資源であり，自己効力感，組織での自尊心，楽観性などがある

としています。これらの向上につながる研修内容として，問題解決法，タイムマネジメント，アサーション，認知再構成法などを取り上げると良いでしょう。また，リカバリーが十分あることで個人の資源が高まりやすいことがわかっているので，休養の積極的な活用についても内容に入れておきます。

④講師：個人向け・管理者向けともに，心理専門家であるEAPに依頼するのが最も適当でしょう。EAPは「心身ともに健康でストレスをうまく乗り越え，生産性を保ちながら仕事を続けるために必要な支援を提供するプログラム」なので，WE研修を得意としています。保健師，社会保険労務士にも依頼できると思われますが，専門性が異なるため，WEの知識については個人差が大きいでしょう。依頼時に「できません」と断られる可能性もあります。

Ⅱ 管理者向けWE研修

仕事の資源には，上司・同僚のサポート，仕事の裁量権，パフォーマンスのフィードバック，課題の多様性などがあり，これらの資源が豊富にあるほどWEが高まります。これらの資源の多くは管理者によって提供されるため，管理者はWE向上のキーパーソンといえます。

①対象：管理者が対象となりますが，経営層を対象とした研修も実施できればより効果的です。

②内容：WEが部下の健康や生産性にとっても，組織の生産性にとっても重要であることを理解してもらうことが出発点です。健康増進と生産性向上を両立させるための考え方がWEであり，WEに基づく職場マネジメントを工夫し実践することができるような内容とします。また，人事部門ですでに行っているマネジメント研修も，仕事の資源の向上につながるため，継続して実施していくと良いでしょう。

③講師：個人向け研修を参照してください。

● 文献

川上憲人 (2012) 労働者のメンタルヘルス不調の第一次予防の浸透手法に関する調査研究. 平成21-23年度総合研究報告書 厚生労働省厚生労働科学研究費補助金労働安全衛生総合研究事業報告.

島津明人 (2014) ワーク・エンゲイジメント──ポジティブ・メンタルヘルスで活力ある毎日を. 労働調査会.

II
Q&A

第1章

WEとはなんだろう?

第2章

WEを取り入れよう!

第3章

WEを高める方法

第4章

WEはここでも役立つ!

Q-46 ワーク・エンゲイジメント向上に役立つワークショップの手法などがあれば教えてください。

平松利麻

[Answer]

I　WE向上に役立つポジティブアプローチ

　ワーク・エンゲイジメント（WE）向上に役立つ手法として知られているものの1つに，AI（アプレシエイティブ・インクワイアリー）があります。1980年代に米国で誕生した組織開発手法のひとつで，その効果も広く知られており，「ポジティブ・チェンジ」と呼ばれることもあります。AIの最大の特長は，まずはじめに従業員や会社の良いところを引き出し，それを伸ばすことによって成果を出す，というポジティブなアプローチを行う点にあります。職場など「ヒト」が大きく関係する課題を解決する場合，悪い点を見つけて直すよりもAIのようなポジティブアプローチのほうが効果的なのです。

　ただし，AIを職場で実施するには，AIに精通したコンサルタント等の専門家に依頼しワークショップを設計する必要があるため，社内スタッフだけで行うのは難しく，じっくりと費用と時間をかけて取り組む場合に向いているといえます。

II　ストレスチェックを活用し，気軽に取り組める職場活性化手法

　そこで，ストレスチェックを活用し，職場内のスタッフだけで気軽に取り組めるポジティブな職場活性化の手法をご紹介しましょう。これは，筆者が研究協力者として開発を進めている手法で，ストレスチェック制度で推奨されている新職業性ストレス簡易調査票から仕事の資源に関する項目を抜き出した「職場の強み（資源）チェックリスト」を用い，あらかじめ社内でアンケート調査を行い，その集計結果を用いてワークショップを実施するものです（右図参照）。ワークショップの手順ですが，はじめに集計結果から導かれた職場の強みを参加者で確認し，その中から特に伸ばしたい強みをグループ討議で決定します。次に，その強みをさらに伸ばすとどんな理想の職場が実

①発見：職場の強みの中から，特に伸ばしたい強みをグ
　ループ討議で決定する

②理想：職場のありたい姿を描き，グループ討議の参加
　者全員で共有する

③計画：職場のありたい姿を実現するために，具体的な
　活動計画を決定する（参考：新職業性ストレス簡易調
　査票アクションリスト）

④実行：職場に戻り，日々の仕事の中で活動計画を実
　行に移していくことで，理想の職場に近づけていく

図　ワークショップの流れ

II
Q & A

1
みんなで一緒に
取り組もう！
——組織アプローチ

2
一人ひとりに
働きかけよう！
——個人アプローチ

現できるのかについてグループで話し合い，職場のありたい姿を参加者全員で共有します。そして，理想の職場を実現するための具体的な活動について計画を立てます。ワークショップで討議するのはここまでで，あとは職場に戻り，計画を実行に移していくことで，理想の職場に近づけていきます。

　このワークショップの所要時間は約1時間と短いため，従来実施している部門会議や安全衛生委員会などの時間を使って実施することも可能であることから，わざわざワークショップのために時間を取る必要はなく，非常に取り組みやすいといえます。また，ワークショップに必要な準備や当日の流れ，終了後に職場で実施する具体的な活動例などは，マニュアルにわかりやすくまとめられており，ワークショップを初めて行う職場でも安心して実施することができます。今後は動画マニュアルも作成するなど，より多くの職場でポジティブな職場活性化に取り組んでもらえるよう開発を進めていく予定です。

● 文献
島津明人 研究代表者（2017）メンタルヘルスの向上手法の開発——職場環境へのポジティブアプローチ．厚生労働省厚生労働科学研究費補助金労働安全衛生総合研究事業「労働生産性の向上に寄与する健康増進手法の開発に関する研究」平成28年度総括・分担研究報告書．

II
Q & A

第1章

WEとはなんだろう？

第2章

WEを取り入れよう！

第3章

WEを高める方法

第4章

WEはここでも役立つ！

Q-47 ワーク・エンゲイジメントを高める施策の1つとしてコーチングが良いと聞きました。社内へのコーチング導入の方法やコスト，契約形式などについて教えてください。

西川あゆみ

Answer

I　まずは医学モデルの発想からの脱却

　人のパフォーマンスを評価する際の落とし穴は「風邪の原因はウイルスだからウイルスがなくなれば風邪は治る」というような問題解決型もどきの思想を人間に応用して，「やる気がない従業員にやる気を出してもらえれば業績が上がる」という飛躍した発想にあり，ここからの脱却が第一歩になります。研修やコーチングによってやる気のある従業員が増えて，業績が上がるかもしれませんが，一方でこれらを効果的に進めるにはコーチングを発注する側と提供する側の周到な準備が必要です。

II　行動の増減の視点

　アメとムチ，ペイフォーパフォーマンス，叱らず褒める等の「もし○○ならば，○○がもらえる」というアプローチは，技能コンテストのような枠組みで機能しても，どのような職場にも応用できる発想ではありません。さらにご褒美の金額が大きいほど，やる気が下がるような調査もあります。

　やる気の基本はその会社で好ましい行動（業績に寄与する行動：ハイインパクト行動）がわかっていて，その行動が実践されたときにフィードバックがある状態が継続していることです。つまり好ましい行動を増やしてもらい，好ましくない行動を減らしてもらうことです。この実現には上司と部下のコミュニケーション量や質，タイミング，空間共有，仲間とのやり取りが影響力を発揮します。ところで，皆さんの会社では何をすると業績にプラスになりますか？　この質問は意外に答えられないもので，業績をプラスにする行動について定義づけるコンサルティングをしてくれる会社もあるくらいです。

III 個性的なモチベーター

私たちは毎日の生活でさまざまな行動をします。電気をつける，食事を作るなど習慣になっていて，なぜその行動をするのか自分に問うこともせずに生きています。ついつい失念しがちですが，行動の増減に最も影響があるのは，相手の行動の前に起きる指示，命令，アドバイスではなく，行動出現の後（できればすぐ後）に起きるフィードバックだということです。業績に寄与する行動に対しても即時性を持ってフィードバックを出していくとその行動の増減に確実な影響を与えます。このようなシンプルな法則を忘れがちなのは，行動の前後に生じるさまざまな事象（感情を含む）を整理するのに時間がかかるからです。ここで強調しておきたいのは行動の結果に対して個々が期待する報酬は違うということです。市場における最高の給与水準で，仕事も楽しい職場であったとしても，働く人々の行動増減を左右するのは各人のモチベーターです。本人が気づいていないこともあります。これは自己分析に加え相手とのダイアローグ（会話）によってしか解答が出せないと思います。コンサルティング会社は，効果的なコーチングの準備をして，ここをコンサルティングしてくれるはずです。

IV コスト

コーチを探してコーチングを受けるなどのアプローチがあります。全5回のセッションのコーチングなどもあれば，電話やインターネットによる通信技術を用いてカウンセリングのように1回ごとに報酬を支払う方法でコーチングを活用する場合もあります。1時間あたり数万円から5回セッションまとめて数百万という幅があると思います。予算があれば従業員にコーチを付けるのは「あなたの成長や活躍を期待している」というメッセージになります。

● 文献

Aubrey CD (2000) Bringing Out the Best in People. New York : McGraw-Hill.
島宗理 (2015) リーダーのための行動分析学入門．日本実業出版社．

II
Q & A

1
みんなで一緒に
取り組もう！
——組織アプローチ

2
一人ひとりに
働きかけよう！
——個人アプローチ

日本人は外国人よりも
ワーク・エンゲイジメントが低い!?

小田原 幸

　ワーク・エンゲイジメント（WE）を測定するUWES-9（ユトレヒト・ワーク・エンゲイジメント尺度－9項目版）という質問紙に回答した得点を，日本を含む16カ国で比較した研究があります（Shimazu et al., 2010）。図を見ると，確かに日本人は他の外国人と比べて得点が低いことがわかります。では，私たち日本人はWEが本当に低い，つまり仕事でいきいきしていないのでしょうか。

　その答えを解くカギのひとつに，「日本人は，ポジティブな感情を表出することが苦手」という特徴があるようです（Iwata et al., 1995）。日本社会では，集団での調和が何よりも重視され，幼少時から自分の長所を控えめに言ったり，積極的にふるまったりしないように教えられる風潮があります。その結果，日本人はポジティブな言葉に対して否定する傾向が強くなったと考えられます。

　WE以外にも，自己効力感，自尊心，幸福感などポジティブな状態を質問紙で尋ねた研究では，日本人の得点が他の国の回答者に比べて低い傾向が認められており，その理由として，質問紙のポジティブな内容に遠慮して回答した可能性が指摘されています。今後，質問紙以外の手法でWEを測定できれば，日本人のWEの実情が見えやすくなるかもしれません。

●文献

Iwata N, Roberts CR & Kawakami N (1995) Japan-U.S. comparison of responses to depression scale items among adult workers. Psychiat Res 58 ; 237-245.

Shimazu A, Schaufeli WB, Miyanaka M et al. (2010) Why Japanese workers show low work engagement? : An item response theory analysis of the utrecht work engagement scale. Biopsychosoc Med 4 ; 17.

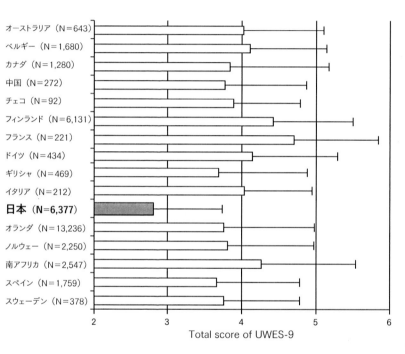

図　各国のワーク・エンゲイジメント測定結果

II
Q & A

第1章

WEとは
なんだろう？

第2章

WEを
取り入れよう！

第3章

WEを
高める方法

第4章

WEは
ここでも
役立つ！

Q-48 ワーク・エンゲイジメントが低い人にはどのような介入，呼びかけをすると効果的ですか？

今村幸太郎

Answer

　ワーク・エンゲイジメント（WE）が低い人にはオンラインの心理教育による介入がおすすめです。

I　WEを高める介入研究に関する科学的根拠

　WEを高めるための介入について，さまざまな研究が行われています。Knight et al.（2017）の系統的レビューとメタ分析（複数の研究論文の結果を統合して分析する手法）によると，WEを高めるための介入は，（A）個人の資源を高める介入，（B）仕事の資源を高める介入，（C）リーダーシップを高める介入，（D）健康増進の介入，の4つに分類され，介入の提供方法も，①集団を対象とした対面での介入，②個人を対象とした対面での介入，③個人を対象としたオンラインでの介入，④集団への介入と個人への介入の組み合わせ，の4つに分類されていました。メタ分析に組み入れられた14論文全体での介入効果は，効果量（Hedges'g）は0.29と小さいものの，WEを有意に改善していました。介入の種類別の結果では，認知行動療法やマインドフルネスなどに基づく健康増進を目的とした介入が有意にWEを改善し，介入の提供方法別の結果では，集団を対象とした介入が有意にWEを改善していました。一方で，この研究で組み入れとなった健康増進を目的とした介入はすべて③または④の方法で提供されていたため，結果の解釈には注意が必要ですが，これらの知見から「健康増進を目的とした介入を，オンラインによる個別形式または集合形式と個別形式の組み合わせにより提供する」か，「個人の資源や仕事の資源やリーダーシップを高める介入を集合形式で提供する」ことが，WE改善に効果的である可能性があると考えられます。なお，これらの知見はWEの高低にかかわらずに介入を行った結果であり，これまでの研究からWEの低い人のWEを高めることがより重要である点（Q-56参照）が示されて

いますが，WEの低い人を対象にWEの改善効果を検討した介入研究はまだ
ほとんどされていません。次項では，筆者らの研究による，WEの低い労働
者を対象としたうつ病の心理教育ウェブサイトによるWE改善効果（Imamura
et al., 2017）の結果について解説します。

Ⅱ　WEが低い人を対象とした心理教育ウェブサイトによる介入の効果

　筆者らの研究（Imamura et al., 2017）では，筆者らが独自に開発した労働者
向けのうつ病心理教育ウェブサイト「うつめど。」のWE改善効果を無作為化
比較試験により検証したところ，初回調査時点でWEの低かった労働者の層
において，「うつめど。」を提供した群（介入群）では「うつめど。」を提供し
なかった群（対照群）と比較して，初回調査から4カ月後時点でWEが有意に
向上していました。一方で，初回調査時点でWEが高かった労働者の層にお
いては，「うつめど。」を提供した群としなかった群との間で有意な差はみら
れませんでした。「うつめど。」はうつ病とストレスに関する情報提供サイト
で，コンテンツにはうつ病に関する心理教育のための情報と自助のための認
知行動療法プログラムが含まれており，上述のKnight et al.（2017）の分類で
は「（D）健康増進の介入」かつ「③個人を対象としたオンラインでの介入」
に該当すると考えられます。以上の結果から，現状の科学的根拠に基づくと，
WEの低い人には「うつめど。」のような心理教育ウェブサイトによる介入を
提供することが有効と考えられます。

●文献

Imamura K, Kawakami N, Tsuno K et al. (2017) Effects of web-based stress and depression literacy intervention on improving work engagement among workers with low work engagement : An analysis of secondary outcome of a randomized controlled trial. J Occup Health 59-1 ; 46-54.

Knight C, Patterson M & Dawson J (2017) Building work engagement : A systematic review and meta-analysis investigating the effectiveness of work engagement interventions. J Organ Behav 38-6 ; 792-812.

UTSMeD──うつめど。（http://mental.m.u-tokyo.ac.jp/utsmed/ ［2018年6月19日閲覧］）

Ⅱ
Q&A

1
みんなで一緒に
取り組もう！
──組織アプローチ

2
一人ひとりに
働きかけよう！
──個人アプローチ

II
Q & A

第1章

WEとはなんだろう？

第2章

WEを取り入れよう！

第3章

WEを高める方法

第4章

WEはここでも役立つ！

Q-49 単純作業や「仕事＝給与」と割り切っている人でもワーク・エンゲイジメントを高めることはできますか？

櫻谷あすか

Answer

I　ジョブ・クラフティングの活用でWE向上

　単純作業にとりかかる場合や，「仕事＝給与」と割り切っている場合でも，ジョブ・クラフティングを活用することで，仕事のいきいき（ワーク・エンゲイジメント：WE）を高めることが期待できます。ジョブ・クラフティングとは，仕事のやりがいや満足感を高めるために，自分の働き方に工夫を加える手法です。具体的な方法として，仕事のやり方に対する工夫（作業クラフティング），周囲の人への働きかけの工夫（人間関係クラフティング），仕事の捉え方や考え方への工夫（認知クラフティング）の3つの切り口があります（Wrzesniewski & Dutton, 2001）（右図）。

II　ジョブ・クラフティングの3つの切り口

①作業クラフティング：仕事のやり方に対する工夫は，仕事の量や範囲を変化させることで，仕事の中身をより充実させる工夫です。右図のように，仕事に取り掛かる前に目標設定をしたり，優先順位をつけたスケジュール管理をしたりすることで，単純作業をする場合も，より満足感ややる気が得られるように仕事に取り組む例があります。このように，自分の仕事の取り組み方に工夫をすることで，仕事のしやすさや，やりがい，満足感を高めることにつながります。

②人間関係クラフティング：周囲の人への働きかけの工夫は，仕事で関係する人々との関わり方を調整することで，よりサポートや前向きなフィードバックをもらい，仕事への満足感を高める工夫です。図のように，職場の先輩に自ら仕事のアドバイスを求めることで，仕事のサポートを得やすくする，などの例があります。仕事で関わる人との関わり方を自ら工夫することにより，単純な仕事でも，仕事のしやすさや楽しさが増え，仕事の価

II
Q & A

1

みんなで一緒に
取り組もう！
――組織アプローチ

2

一人ひとりに
働きかけよう！
――個人アプローチ

①作業クラフティング（仕事のやり方に対する工夫）
・仕事の中身がより充実したものになるよう工夫する
例 目標設定や優先順位をつけたスケジュール管理

②人間関係クラフティング（周囲の人への働きかけの工夫）
・仕事を通じて積極的に人と関わる
例 職場の先輩に自らの仕事のアドバイスを求める

③認知クラフティング（仕事の捉え方や考え方への工夫）
・自分の仕事の目的や意味を捉え直す
例 自分の仕事が自分の将来に与える意義を考える

図　ジョブ・クラフティングの3つの切り口

値や意義を再認識することができます。

③認知クラフティング：仕事の捉え方や考え方への工夫は，仕事の目的や意味を捉え直し，よりやりがいを持って仕事に向かう工夫です。単純作業にとりかかる場合も，図のように，「今の仕事が自分の将来にどのような良い影響を与えるのか」を考えることで，モチベーションを高めて仕事に取り組む，などの例があります。このように，仕事の意義を捉え直したり，自分の興味関心と結びつけて考えることで，やりがいを感じながら，前向きに仕事に向かうことができます。

　以上を踏まえると，ジョブ・クラフティングの3つの切り口で働き方を工夫することで，仕事の満足感ややりがいを高めることにつながります。日々の仕事に，ちょっとした工夫（ジョブ・クラフティング）を加えることで，WEを高めていきましょう。

●文献

Wrzesniewski A & Dutton JE (2001) Crafting a job : Revisioning employees as active crafters of their work. Acad Manage Rev 26-2 ; 179-201.

II
Q & A

第1章
WEとはなんだろう？

第2章
WEを取り入れよう！

第3章
WEを高める方法

第4章
WEはここでも役立つ！

Q-50 「仕事がつまらない。ワーク・エンゲイジメントなんて考えられない」という人には，どのようなアドバイスが効果的ですか？

小原美樹

Answer

I　まずは「つまらない」の中身を理解しましょう

「仕事がつまらない」とは，どういうことでしょうか。きっと何かが思い通りにいかず，うまくいかないことへの不満や不安があるのだろうと思います。

ここでヒントとなる考えをひとつご紹介します。仕事がつまらないときというのは，有能感，自律性，関係性のいずれか，あるいはそれらの複数が満たされない状況に陥り，仕事への意欲を失いかけている状況と理解することもできます。これはDeci & Ryan (1985) による自己決定理論に基づく理解です。彼らは，人間には生来，能力を発揮したいという「有能感」，自分で自分の行動を選択したいという「自律性」，人々と関係を持ちたいという「関係性」の3つの欲求が備わっていると主張しました。金井 (2006) はこの理論のポイントを「だれよりもうまくマスターできていること，自分でそれをやりたいと決めてやっていることなら，人は，外発的な報酬がなくてもがんばれる」と端的に表現しました。

II　何が，どう，上手くいっていないのかが見えてきたら

そのように考えると，仕事への意欲を回復し，面白みを感じられるようにするために，次のようなポイントが浮かび上がってきます。

①自分は仕事を通じて何をマスターしたいのかを明確にする

②自分で決めて行っていると実感できる要素を取り入れる

③仕事を通じて他者からの承認や他者との連帯を実感できる瞬間を創り出す

①については，自分にとってはどのような働き方を実現することが自分らしく，職業人としての有能感を育むことにつながるのかを知るということになります。何かアドバイスをする，というよりは，現状をつまらないと感じ

る本人がこれらのことに気がつけるよう，内省を促す機会をつくることが大切です。

②については，現在の業務の自分にとっての意味を掘り下げていくことが重要でしょう。目の前の仕事と①で見つめ直した自分自身の欲求との間に接点を見出し，自分なりに現状を意味づけすることです。この段階でのつまずきが，意欲低下の一因となっていることは多いと思われます。自分なりの意味づけができるよう，上司や先輩から担当業務の意味や目的を改めて説明してもらう，第三者はどういう思いを持って仕事に取り組んでいるかを聞かせてもらう，などの方法も役立つかもしれません。そうして自分にとっての今の仕事の意味が見えてくるにつれ，自分なりの目標や理想が生まれ，それらに向かって努力するという能動的な感覚が実感できてくるはずです。

③については，「自分の働きは周囲の目にどう映っているのか」をフィードバックしてもらう機会をつくることが有効と考えられます。また普段とは異なる人たちとの接点をつくり，人とのつながりを実感することも良いでしょう。本人がフィードバックを得られる機会をつくれるようにしたり，新しい人間関係をつくれるようにしたりするためのアドバイスをしてあげることも役立つと考えられます。

最後に，これらのことを職場の人間関係の中で振り返ったり，考えたりすることが難しい場合には，専門家によるキャリアカウンセリングを受けてみるよう勧めてみるのもひとつの選択肢といえます。

●文献
Deci EL & Ryan RM (1985) Intrinsic Motivation and Self-Determination in Human Behavior. New York : Plenum.
金井壽宏 (2006) 働くみんなのモティベーション論．NTT出版．

II
Q & A

1
みんなで一緒に
取り組もう！
——組織アプローチ

2
一人ひとりに
働きかけよう！
——個人アプローチ

II
Q & A

第1章

WEとはなんだろう？

第2章

WEを取り入れよう！

第3章

WEを高める方法

第4章

WEはどこでも役立つ！

Q-51
仕事で強いストレスを感じるとワーク・エンゲイジメントは低くなるのでしょうか？

西　大輔

Answer

I　災害時の医療救援者の場合

　ワーク・エンゲイジメント（WE）を高めるためには，仕事の資源と個人の資源を高めることが重要です。一般的には，仕事で感じるストレスは大きくないほうがWEは高まると考えられます。

　しかし，仕事を通して強いストレスを経験することが避けられない場合もあります。そのような場合はどうすれば良いのでしょうか？　ここでは，東日本大震災後の医療救援者を対象にした研究の知見から（Nishi et al., 2016），そのことについて考えてみたいと思います。

　研究をご紹介する前に，医療救援者について少し説明させていただきたいと思います。医療救援者は医師・看護師・事務調整員などで構成され，災害が起こった直後から被災地に派遣されますが，救援活動中に予想に反してご遺体を扱ったり，自分が被災者のために何もできないという無力感を経験したりして，強いストレスを感じることがあります。2001年9月11日にアメリカで起きた同時多発テロの際には，10％以上の医療救援者がPTSD（post-traumatic stress disorder：心的外傷後ストレス障害）を発症したことが報告されています（Perrin et al., 2007）。

II　心的外傷後成長とWEの関係

　さて，この研究では東日本大震災の被災地で救援活動に従事した救援者を対象に，救援活動を行ってから約4年が経過した時点で質問紙調査を行い，WEに関連する要因を調べました。188人の救援者から得られた回答を解析したところ，心的外傷後成長（post-traumatic growth：PTG）が高いこととWEとの間に正の関連が認められました。一方，救援活動中に感じた精神的苦痛の強さはWEには関連していませんでした。

II
Q&A

1
みんなで一緒に
取り組もう！
──組織アプローチ

2
一人ひとりに
働きかけよう！
──個人アプローチ

PTGは「危機の結果生じた肯定的な変化」と定義され，自分の人生観・世界観のようなものが揺さぶられた後に「人間がいかに素晴らしいものであるかについて多くを学んだ」「精神性や神秘的な事柄についての理解が深まった」「ほかの人により親密感を持つようになった」「自分の人生に新たな道筋を築いた」「思っていた以上に自分は強い人間であることを発見した」などの変化を経験するものです。世界観が揺さぶられるほどの強いストレスを経験しても，その後にPTGを経験した人たちは，WEも高くなっていたのです。

PTGを意図的に向上させるのは難しいことです。もちろん，相手の世界観を揺さぶるようなストレスを故意に与えるようなことをしてはいけません。しかし，逆境を経て成長するというのは昔から多くの人間が経験してきたことでもあります。ソーシャルサポートがPTGを向上させうることは指摘されていますので，仕事上の強いストレスが避けられないときほど，いつも以上に職場のサポートを感じられるような環境を提供することは，PTG向上に寄与するひとつの重要な要因になりえます。

この研究は医療救援者という少し特殊な集団を対象にしていますので，この研究から得られた知見が幅広い職種の労働者に当てはまるかどうかは，今後の研究で確認する必要があると考えられます。

● 文献

Nishi D, Kawashima Y, Noguchi H et al. (2016) Resilience, post-traumatic growth, and work engagement among health care professionals after the Great East Japan Earthquake : A 4-year prospective follow-up study. J Occup Health 58-4 ; 347‒353.

Perrin MA, DiGrande L, Wheeler K et al. (2007) Differences in PTSD prevalence and associated risk factors among World Trade Center disaster rescue and recovery workers. Am J Psychiatry 164-9 ; 1385-1394.

II
Q&A

第1章

WEとはなんだろう？

第2章

WEを取り入れよう！

第3章

WEを高める方法

第4章

WEはここでも役立つ！

Q-52

ワーカホリズムの状態からワーク・エンゲイジメントの高い状態にするには，どのような取り組みや働きかけが有効ですか？

窪田和巳

Answer

仕事に対する捉え方を変えることが重要

Q-9でも言及しましたが，ワーカホリズム（WH）とワーク・エンゲイジメント（WE）は，どちらも仕事に対して多くのエネルギーを注ぐという共通の特徴があるものの，WEは仕事に対してポジティブな考え方や態度を持ち，WHは仕事に対してネガティブな考え方が背景にあります。ワーカホリックな人に特徴的にみられる強迫的な働き方は，睡眠の質のみならず，心身の健康状態や仕事の生産性にも悪影響を及ぼすことが明らかになっています（Schaufeli et al., 2008 ; Kubota et al., 2012）。したがって，WHを低減し，WEの高い状態に移行するような対策は重要です。ここでは個人が行える取り組みをご紹介します。具体的には，ワーカホリックな特徴を持つ労働者の行動面，認知面を考えると，ストレス・マネジメントのさまざまな手法が適用可能と考えられます。各手法の詳細は島津（2014），島津・島津（2008）の書籍を参照いただければと思いますが，今回は概要のみ紹介します。

① 問題解決スキル

ワーカホリックな人の特徴として，すべての問題を重要だと考え，完璧にこなそうとします。それでは効率的・効果的な仕事ができないばかりでなく，過重労働となり，心身の不調に影響をもたらす可能性があります。その点を踏まえると，問題解決スキルが有効だと考えられます。問題解決スキルは，①問題の整理，②解決策の検討，③解決策の実行，の3つのステップを経て問題の解決を図る方法です。

② タイム・マネジメント

WHのもうひとつの特徴として，一度に多くの仕事に手をつけてしまうことがあります。そのため，一つひとつの仕事を効率的に処理するタイム・マ

II
Q&A

1
みんなで一緒に
取り組もう！
——組織アプローチ

2
一人ひとりに
働きかけよう！
——個人アプローチ

ネジメントの方法が有用です。タイム・マネジメントは，自分自身の時間の使い方を整理し，タスク管理を行う手法です。具体的には，①時間の使い方のモニタリングと問題点の明確化，②目標（短期的および長期的）の設定，③行動計画の作成，から構成されています。

③ アサーティブスキル

　ワーカホリックな人は，すべての仕事を自らの努力で完璧にこなそうとするため，他者に仕事を委譲することなく，仕事を抱え込む傾向があります。そのため，相手を尊重しつつ自分の気持ちや考えを適切に伝え，仕事を委譲するためのアサーティブスキルも有効と考えられます。具体的には，人に自分の考えを伝える際，①受動的，②攻撃的，③受動－攻撃的，④主張的，の4パターンがあることを理解し，最も有効とされる主張的な伝え方を身につけるようにトレーニングします。

④ 認知再構成

　ワーカホリックな人は，仕事をネガティブに捉える傾向が強いため，怒りや不安，抑うつなどのネガティブな気分や感情を経験することが多いのが特徴です。そのため，仕事に対する考え方を別の角度から捉え直す認知再構成も有用と考えられています。具体的には，①状況に気づく，②感情に気づく，③自動思考に気づく，④自動思考に代わる考えを見つける，⑤結果を評価する，の手順で思考を整理します。

　以上，ご紹介した①〜④の取り組みを身につけることにより，WH傾向を低減し，より重要と考えられる問題にじっくり向き合うことで，WE傾向への転換が期待できます。

● 文献

Kubota K, Shimazu A, Kawakami N et al. (2012) The empirical distinctiveness of workaholism and work engagement among hospital nurses in Japan : The effect on sleep quality and job performance. Cienc Trab 14 ; 31-36.

Schaufeli WB, Taris TW & Rhenen WV (2008) Workaholism, burnout and engagement : One of a kind or three different kinds of employee well-being? Appl Psychol Int Rev 57 ; 173-203.

島津明人 (2014) 職場のストレス・マネジメント．誠信書房．

島津明人，島津美由紀 (2008) 自分でできるストレス・マネジメント──活力を引き出す6つのレッスン．培風館．

II
Q & A

第1章
WEとはなんだろう？

第2章
WEを取り入れよう！

第3章
WEを高める方法

第4章
WEはここでも役立つ！

Q-53 座り仕事が多い人にとって，座っている時間とワーク・エンゲイジメントは関係がありますか？

石井香織

Answer

日本人の就労者においても，座り過ぎ（座位行動）とワーク・エンゲイジメント（WE）には関連が示されているため，以下に説明します。

I 座り過ぎ（座位行動）の就労者はWEが低い

わが国のデスクワーカーは，勤務日のうち約64％を座って過ごしていることが報告されています。特に，就業中の座位行動は長時間にわたり強制的に課せられていることが多く，勤務内の約70％を座った姿勢で過ごしています。就労者における座り過ぎの悪影響として，心血管疾患や2型糖尿病，肥満などの身体の健康との関連だけでなく，近年はWEや生産性，職務満足感との関連も示されています。

たとえば，アイルランドの就労者を対象とした研究（Munir et al., 2015）では，就業中の座位時間が短いと男女ともにWEの活力が高く，男性では熱意も高いことが報告されています。わが国においては，20歳代〜30歳代の就労者では座り過ぎとWEの関連は認められていませんが，40歳代〜50歳代の者においては，座り過ぎの者は活力，熱意，没頭のいずれにおいても好ましくないことが報告されています（Ishii et al., 2018）（右図）。

そのため，就業中の座り過ぎはWEをはじめとする良好な労働関連アウトカムのために減少させるべき重要な課題といえます。座り仕事が多い人の座位行動を減らすことは，就労者の健康を重要な形成資源と位置づけ，企業の経営戦略の一部として，健康経営や働き方改革，ストレスチェック制度などを代表とする就労者の健康支援に取り組む働きを推進することにもつながります。

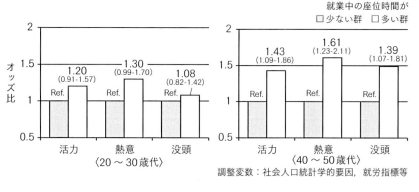

II
Q & A

1
みんなで一緒に
取り組もう！
——組織アプローチ

2
一人ひとりに
働きかけよう！
——個人アプローチ

図　日本人における就業中の座位時間とワーク・エンゲイジメントの関連（Ishii et al., 2018）

II　座り過ぎを改善することによる WE への効果

　諸外国では，デスクワーカーに対し就業時間中に少なくとも2時間はデスクワークに伴う座り過ぎを減らし，低強度の活動（立ったり，軽く歩くこと等）に充て，理想的には4時間まで拡げることとの勧告がなされています（Buckley et al., 2015）。さらに，これらを実現するために，スタンディングデスクやワークステーションを有効活用することも示されています。

　これらを活用した，就業中の座り過ぎを減らす介入による労働指標への影響を検討した研究がいくつか報告されています。たとえば，高さが調整できる机を導入することにより，就業時間中の座位行動が16.5％減少したことに加え，生産性が向上したことが示されています（Hedge & Ray, 2004）。WEについては，わが国で予備研究的ではありますが，1企業に勤務する成人を対象に，座り過ぎの減少を目的としフリーアドレスのワークステーションやスタンディングデスクを導入することによるWEへの効果の検討が進められています。また，昇降デスクを導入し半構造化インタビューにより効果を検討した研究では，集中力の向上や気分転換など，WEの向上につながる言動が認められています。

　就業中の座り過ぎを減らすことの働きかけによる座位行動の減少に加え，WEや生産性などの労働関連指標が低下しない，つまり維持されることは就

II
Q & A

第1章

WEとはなんだろう？

第2章

WEを取り入れよう！

第3章

WEを高める方法

第4章

WEはここでも役立つ！

労者の心身の健康，さらにはいきいきと働くことに対し重要な知見であるといえます。個々人が就業中に座り過ぎないことを意識することは，WEを高める方法のひとつとして推奨されます。

● 文献

Buckley JP, Hedge A, Yates T et al. (2015) The sedentary office : An expert statement on the growing case for change towards better health and productivity. Br J Sports Med 49-21 ; 1357-1362.

Hedge A & Ray EJ (2004) Effects of an electronic height-adjustable worksurface on self-assessed musculoskeletal discomfort and productivity among computer workers. Proceedings of the Human Factors and Ergonomics Society 48th Annual Meeting, pp.1091-1095.

Ishii K, Shibata A & Oka K (2018) Work engagement, productivity, and self-reported work-related sedentary behavior among Japanese adults : A cross-sectional study. J Occup Environ Med 60-4 ; e173-e177.

Munir F, Houdmont J, Clemes S et al. (2015) Work engagement and its association with occupational sitting time : Results from the Stormont study. BMC Public Health 15 ; 30.

II
Q&A

1
みんなで一緒に
取り組もう！
──組織アプローチ

2
一人ひとりに
働きかけよう！
──個人アプローチ

Q-54

日常生活の中でワーク・エンゲイジメントを高めるコツや，平日のワーク・エンゲイジメントを高めるために，休日にできることがあれば教えてください。

久保智英

Answer

I 「よりよく休む」ためにオフの過ごし方に着目

上記の問いに対する答えのヒントは「よりよく休む」ことです。よりよく休むことは，よりよく働くことにもつながるため，効果的にWEを高める手段となりうるでしょう。よりよく休むことに関しては，ドイツの産業保健心理学者であるSonnentag & Fritx（2007）が疲労の回復やストレス解消におけるオフの過ごし方に着目し，「心理的距離（Psychological detachment from work）」「リラックス（Relax）」「熟達（Mastery）」「コントロール（Control）」の4つの因子から構成されるリカバリー経験尺度を作成して精力的に研究を進めています。「心理的距離」とは，勤務後や休日等のオフにおいては，仕事（職場）から物理的に離れるだけでなく，心理的にも仕事の拘束から離れるような状況を意味しています。つまり，オフの時間帯に，仕事のことは考えない，仕事のことは忘れていられるような状態です。また，「リラックス」はくつろいでいられる状態，「熟達」はオフの時間で新しいことを学ぶ等の自己啓発，「コントロール」は自分の思う通りにオフを過ごすことを意味しています。なお，後者2つの「熟達」や「コントロール」は休みを単に疲労回復のために受動的に過ごすのではなく，アクティブに過ごし，ストレスを解消する上でも重要な要素になっていることから，4つの因子はそれぞれオフでの疲労回復の効果を促し，WEを高めることが示唆されています（リカバリー経験尺度の日本語版も開発されています（Shimazu et al., 2012））。

II オフの時間と仕事の関係

とりわけ，心理的距離（サイコロジカル・ディタッチメント）は，現代の働く人々における疲労回復には重要な概念です。特に日本の労働者の働き過ぎの問題は海外でも有名で，「過労死」という言葉は残念ながら，「Karoshi」と

Ⅱ
Q&A

第1章
WEとはなんだろう？

第2章
WEを取り入れよう！

第3章
WEを高める方法

第4章
WEはここでも役立つ！

して2002年にオックスフォード英語辞典に掲載されています。こうした過労死や過重労働を防ぐため，現在，働き方改革等で「勤務間インターバル制度」が注目を浴びています。この制度はEU諸国において導入されているワーク・ルール（2003/88/EC）で，仕事が終わってから，次に仕事に来るまでの連続休息期間を最低11時間は設けましょうというルールです。日本の労働時間規制が，労働時間の長さを規制しているのに対して，この制度は疲労回復に重要なオフの時間の長さを規定しています。オフの時間が確保されることで，私たちは仕事の物理的，心理的な拘束からも逃れることができ，健康や安全，生産性，ひいてはWEの向上にも密接に結びつく睡眠時間も確保できるようになるでしょう（Q-9参照）。実際に，日本でも導入する企業が徐々にではありますが，増えてきています。

しかし，ここで注意しなければいけないのが，仕事で使用している情報通信機器との接し方です。端的に言えば，最近は職場を離れてもスマートフォン等で，帰宅時の電車やバスの中，あるいは就寝前の自宅で，オフでも簡単に仕事の心理的な拘束を受けてしまいます。定時に帰宅してオフを楽しもうとしても，仕事に関する嫌なメールを見てしまった場合，せっかくのオフが台無しになることもあるでしょう。とくに，就寝前にメールを見てしまい，眠れなくなった経験をされた読者の方もいるかと思います。そこで最近では，そういったことを防ぐために，勤務時間外の仕事に関する連絡やメールを規制する，いわゆる「つながらない権利」を検討する国や地域（ドイツやニューヨーク市等）が増えています（フランスでは2017年に導入されました）。

Ⅲ　WEが高いとオフ→オンへの切り替えがスムーズ

一方，オフや連休明けに，あまりにも仕事から離れすぎていると，再び出勤したときに，仕事に集中しづらいという訴えがあるのも，また事実でしょう。最近のSonnentagの研究では，サイコロジカル・ディタッチメントに加えて，オフから仕事に戻る際のリアタッチメント（Reattachment to work）も調べられており（Sonnentag & Kuhnel, 2016），WEが高い人は，オフも楽しみ，かつ仕事の再適応もスムーズなことがわかりました。また，その研究では，仕事にリアタッチメントする過程において，たとえば，通勤中に少しウォーキングをしたり，あるいは朝，仕事前に少しコーヒーを飲むなどリラックス

II
Q & A

1
みんなで一緒に
取り組もう！
——組織アプローチ

2
一人ひとりに
働きかけよう！
——個人アプローチ

する時間を作って，今日の仕事のタスクについて考える機会を設けることを勧めています。加えて，筆者が実際に行っていることですが，毎朝，出勤時に今日の仕事でやるべきこと（to do リスト）を紙に書き出しています。これにより，頭を整理して仕事のストレスに曝される前にワンクッション置くことができ，リアタッチメントがスムーズになります。そして，その日に達成できたことに線を引いて消すことで，ディタッチメントを促しています。

　最後に，上記の問いに対する答えとして筆者は「よりよく休むこと」を挙げました。そしてそれを実践するための答えは，これまで説明してきたことをまとめると次のことに集約されます。それは，仕事と生活の境界線を明確にして，オンとオフのメリハリをしっかりと保ちましょう，というシンプルなメッセージです。読者の皆さんも，WEを高めるために，仕事からのサイコロジカル・ディタッチとリアタッチメントを適切に行って日々の暮らしを充実させましょう。

● 文献

Shimazu A, Sonnentag S, Kubota K et al. (2012) Validation of the Japanese version of the recovery experience questionnaire. J Occup Health 54-3 ; 196-205.

Sonnentag S & Fritx C (2007) The recovery experience questionnaire : Development and validation of a measure for assessing recuperation and unwinding from work. J Occup Health Psychol 12-3 ; 204-221.

Sonnentag S & Kuhnel J (2016) Coming back to work in morning : Psychological detachment and reattachment as predictors of work engagement. J Occup Health Psychol 21-4 ; 379-390.

II
Q&A

第1章

WEとはなんだろう？

第2章

WEを取り入れよう！

第3章

WEを高める方法

第4章

WEはここでも役立つ！

Q-55 ワーク・エンゲイジメントが高くなるような生活習慣はありますか？

西 大輔

Answer

　ワーク・エンゲイジメント（WE）と関連する要因として，職場の要因や心理学的な要因については数多くの研究が行われてきました。一方，生活習慣に関する研究はこれまであまり行われていませんでしたが，近年になっていくつかの論文が発表されています。ここではそのうちの一つの研究を詳しくご紹介します（Nishi et al., 2017）。

魚食，運動，睡眠，禁煙がポイント

　この研究では，特定健康診査を受診した40歳以上の労働者を対象に質問紙調査を行い，592人の方々のデータをもとに，食事・身体活動・睡眠・飲酒・喫煙といった生活習慣とWEとの関連を調べました。その結果，食事で魚を摂取する頻度が週に3回以上であること，歩行または同等の身体活動を1日1時間以上行っていること，睡眠で十分な休養をとっていること，タバコを吸っていないことと，WEとの間に正の関連が認められました。この結果は，性別や年齢，うつ症状を調整しても変わりませんでした。また魚食習慣に関しては，魚の摂取頻度が多いほどWEが高いという量反応関係が認められました。

　魚食，身体活動，睡眠，禁煙などとうつ病との関連はすでに数多くの論文で報告されていますが，これらの生活習慣はWEにも関連している可能性が示されました。それぞれの詳しいメカニズムは不明な点も多いですが，たとえば身体活動に関しては，海馬の体積の増大や脳由来神経栄養因子（BDNF）の増加といった生物学的な変化と，身体活動を通してインストラクターや友人との交流が増えて対人関係がより豊かになることの両方がWEの向上に寄与している可能性があります。

　右図のように，WEや労働生産性に影響を与える要因にはさまざまなものがありますが（佐藤，2014），そのうちのひとつに生活習慣も含まれうること

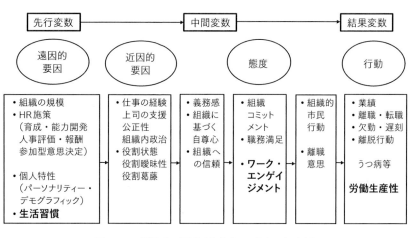

II
Q & A

1
みんなで一緒に
取り組もう!
――組織アプローチ

2
一人ひとりに
働きかけよう!
――個人アプローチ

| 先行変数 | | 中間変数 | 結果変数 |

| 遠因的要因 | 近因的要因 | 態度 | 行動 |

| ・組織の規模
・HR施策
（育成・能力開発
人事評価・報酬
参加型意思決定）

・個人特性
（パーソナリティー・
デモグラフィック）
・**生活習慣** | ・仕事の経験
上司の支援
公正性
組織内政治
・役割状態
役割曖昧性
役割葛藤 | ・義務感
・組織に
基づく
自尊心
・組織へ
の信頼 | ・組織
コミット
メント
・職務満足

・**ワーク・
エンゲイ
ジメント** | ・組織的
市民
行動

・離職
意思 | ・業績
・離職・転職
・欠勤・遅刻
・離脱行動

うつ病等

労働生産性 |

図　WEに関連する要因（佐藤（2014）を一部改変）

を知っておくと，産業保健の現場でも役立つと思います。たとえば生活習慣改善になかなか取り組もうとしない労働者に対して，「糖尿病にならないために」と言うよりも，「仕事のパフォーマンスを上げるために」と伝えると，より関心を持ってもらいやすいかもしれません。

　なお，この研究では仕事の質や量，仕事の内容，企業の規模や産業種別，労働時間などは調べられていませんので，こういった要因が結果に影響を与えている可能性があります。たとえば，睡眠で休養をとれていないことよりも労働時間が長すぎることがWE低下に強く影響しているのに，この研究では労働時間を調べていないために睡眠で休養がとれていないことの影響が過大評価されている可能性などです。今回の研究結果が本当なのか，どのような労働者に特に当てはまるのか等について，今後の研究で確認していく必要はあると考えられます。

●文献

Nishi D, Suzuki Y, Nishida J et al. (2017) Personal lifestyle as a resource for work engagement. J Occup Health 59-1 ; 17-23.
佐藤祐樹（2014）知覚された組織的支援（Perceived Organizational Support）研究の展望．経営行動科学 27-1 ; 13-34.

II
Q & A

第1章
WEとはなんだろう？

第2章
WEを取り入れよう！

第3章
WEを高める方法

第4章
WEはここでも役立つ！

Q-56 ワーク・エンゲイジメントは，高ければ高いほど良いですか？ 高すぎることの弊害はありませんか？

今村幸太郎

Answer

WE は中程度が良いと言われています。詳細について以下で説明します。

I　WE の程度とアウトカムとの関連

ワーク・エンゲイジメント（WE）とアウトカムとの関連については，心身の健康，仕事や組織に対するポジティブな態度，仕事のパフォーマンスとの関連などが検討されており，それぞれ正の関連があることが示されています（島津，2018）。一方で，WE が高すぎることの弊害についても，いくつかの研究で検討されています。Halbesleben et al.（2009）によると，WE と仕事から家庭への葛藤（Work Interference with Family）との間には正の関連があり，Listau et al.（2017）によると，WE の 3 つの要素の 1 つである「没頭」が，仕事－家庭間葛藤と正の関連を持つことが報告されています。また，Eguchi et al.（2014）によると，WE が中程度の群および WE が高い群は，WE が低い群と比較して 1 年後の炎症反応のリスクが低いものの，WE が中程度の群と高い群との比較では，WE が高い群のほうがわずかに炎症反応のリスクが高まる結果が示されており，WE が高すぎることが弊害となる可能性を示しています。次項では，筆者らの研究による WE とうつ病発症リスクとの関連（Imamura et al., 2016）について解説します。

II　WE の程度と大うつ病性障害発症リスクとの関連

筆者らの研究（Imamura et al., 2016）では，WE の程度を高群，中群，低群の 3 群に分けて，その後のうつ病発症との関連を 3 年間の追跡調査で検討しました。その結果，WE が中程度以上の従業員は，WE の低い従業員と比べて，その後 3 年間のうちにうつ病を発症するリスク（ハザード比）が有意に低下することが明らかになりました。一方で，WE が中程度の群では，WE が低い群と比較して，うつ病発症リスクが 1/5 であるのに対し，WE が高い群で

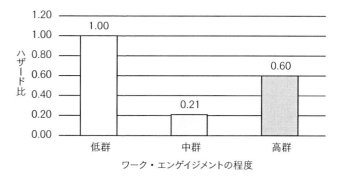

II
Q & A

1
みんなで一緒に
取り組もう！
——組織アプローチ

2
一人ひとりに
働きかけよう！
——個人アプローチ

図　労働者のうつ病発症とワーク・エンゲイジメントとの関連
(Imamura et al., 2016)

は，WEが低い群と比較して，うつ病発症リスクは約半分程度でした（上図）。本結果も，他の先行研究と同様に，WEが高すぎることが弊害となる可能性を示していると言えます。以上から，現状の科学的根拠に基づくと，WEは高すぎず，低すぎず，中くらいであることが適切と考えられます。

●文献

Eguchi H, Shimazu A, Kawakami N et al. (2015) Work engagement and high-sensitivity C-reactive protein levels among Japanese workers : A 1-year prospective cohort study. Int Arch Occup Environ Health 88-6 ; 651-658.

Halbesleben JR, Harvey J & Bolino MC (2009) Too engaged? : A conservation of resources view of the relationship between work engagement and work interference with family. J Appl Psychol 94-6 ; 1452-1465.

Imamura K, Kawakami N, Inoue A et al. (2016) Work engagement as a predictor of onset of Major Depressive Episode (MDE) among workers, independent of psychological distress : A 3-year prospective cohort study. PLoS One 11-2 ; e0148157.

Listau K, Christensen M & Innstrand ST (2017) Work engagement : a double-edged sword? A study of the relationship between work engagement and the work-home interaction using the ARK research platform. Scand J Work Organ Psychol 2-1 ; 4, 1-13. DOI : https://doi.org/10.16993/sjwop.20

島津明人 (2018) 職場のメンタルヘルスと行動医学——ワーク・エンゲイジメントに注目した組織と個人の活性化．心身医学 58-3 ; 261-266.

II
Q&A

第1章
WEとはなんだろう？

第2章
WEを取り入れよう！

第3章
WEを高める方法

第4章
WEはここでも役立つ！

Q-57 従業員のワーク・エンゲイジメントを高めるためのE-learning などはありますか？

宗 未来

Answer

Knight et al.（2017）の総説によれば，E-learningによる介入でのワーク・エンゲイジメント（WE）改善を主目的とした効果検証としてのRCT（無作為比較対照試験）は認められていません。しかし，健康増進目的の介入に副次的にWE改善が示されたという研究は，1つ報告されています（Imamura et al., 2015）。具体的には，従業員に対するメンタルヘルス（うつ状態等）への健康増進目的で開発されたE-learning（30分／回×6週で，課題遂行においてはサービス提供側から人的サポートが適宜なされる）が，対照群（1回／月に配信される500字程度のE-mail）に対して，開始3カ月後と6カ月後のユトレヒト・ワーク・エンゲイジメント尺度（UWES）（9項目）において有意な改善を示したというものです。一方で，この研究で得られたWEの効果量（Cohen's d）は，開始3カ月後で0.11，開始6カ月後で0.16と小さなものでした（効果量は0.2以下では効果量は小（0.5で中，0.8で大））。これは偏差値で表現すると，介入群はそれぞれ1.1，1.6だけ優れていたという意味ですので，実用という点では今後の伸びしろに期待したいところかもしれません。

なぜ，効果が得られたのかについては，今回採用された認知行動療法（考え方や問題解決スキルに働きかけるアプローチ）にあるとの推測がなされます。ひとつには，WEと正の相関を有することが横断研究などでは示唆されてきた従業員の「個人資源（自己効力感，自信，コントロール感）」に関連するスキルが高められたことでWEが改善した可能性があります。または，うつ状態の改善を媒介して結果的にWEへの改善も得られた，という間接的効用の可能性もありえます。先行研究によれば（Knight et al., 2017），E-learningに限らず，RCTで検証の得られたWEを高めるための介入プログラムは大きく3分されます。今回ご紹介したような「健康増進のついでにWEも高めよう」と

いう①健康増進介入型（health promoting interventions）はそのひとつですが，WE改善をより直接的な標的としていると考えられるビジネス・スキル要因に焦点を当てた②個人資源構築型（personal resource building）や③リーダーシップ訓練型（leadership training）といったアプローチも知られています。

　現状の課題としては，2点挙げられます。ひとつは，①のような健康増進介入型では，言うまでもなく介入の主目的はWEではなく健康増進です。そのため，WE改善にとっては非効率で，得られる効果も限定的と想像されます。特に，メンタルヘルス不調のない健常従業員にとっては，取り組みへのモチベーション低下は否めず，効果毀損や脱落増加も懸念されます。また，メンタルヘルス不調者にとっては，一層の健康増進プログラムの強化が課題です。本研究におけるE-learningの抗うつ効果も，効果量0.15前後とやはり小さいものでした。健康増進介入の効果が強化されることで，結果的にWEをより高める可能性はありえるでしょう。また，2つ目としては言うまでもなく「健康増進型のついで」ではなく，②や③といった，すでにE-learning以外の方法論ではエビデンスの示されている，WE改善に特化して開発された効果を有する介入プログラム，もしくは，それらと健康増進型を組み合わせた包括的プログラムのE-learningにおける活用です。精神医療の領域では，E-learningは，それだけ単独で行うstandalone型だけでなく，人的支援の多いblended型，または少ないguided型といった活用の仕方も提言されています。

　筆者はすでにAI（人工知能）による自動フィードバック機能を有するうつ病治療E-learningの効果研究を行っていますが，WEを高める目的においても，E-learningは費用対効果の面だけでなく，そういった先端技術との親和性の高さも利点として期待されるところです。

● 文献

Imamura K, Kawakami N, Furukawa TA et al. (2015) Effects of an internet-based cognitive behavioral therapy intervention on improving work engagement and other work-related outcomes : An analysis of secondary outcomes of a randomized controlled trial. J Occup Environ Med 57-5 ; 578-584.

Knight C, Patterson M & Dawson J (2017) Building work engagement : A systematic review and meta-analysis investigating the effectiveness of work engagement interventions. J Organ Behav 38-6 ; 792-812.

II
Q&A

第1章

WEとはなんだろう？

第2章

WEを取り入れよう！

第3章

WEを高める方法

第4章

WEはどこでも役立つ！

Q-58 ジョブ・クラフティングに注目した職場の教育研修とはどのようなものですか？

櫻谷あすか

Answer

I ジョブ・クラフティングとは，仕事のやりがいを高めるための手法

はじめに，ジョブ・クラフティングとは，働く人が自らの働き方に工夫を加えて，仕事のやりがいや楽しさを高める手法です（Wrzesniewski & Dutton, 2001）。Q-49にも示したように，具体的には，仕事のやり方に対する工夫（作業クラフティング），周囲の人への働きかけの工夫（人間関係クラフティング），および，仕事の捉え方や考え方への工夫（認知クラフティング）の3つに分けられます（Wrzesniewski & Dutton, 2001）。

II ジョブ・クラフティングの教育研修とは

ジョブ・クラフティングの教育研修は，作業，人間関係，および認知クラフティングの3つを促進することを目的として開発されました。研修の形式としては，2回の集合研修（1回あたり90〜120分程度）で構成されます。

1回目の研修では，ジョブ・クラフティングの具体例を紹介した後に，仕事に対して行き詰まり感を感じている事例を用いて，そのような場合に，どのようなジョブ・クラフティングができるかを参加者に考えてもらいます。次に，自分の働き方を振り返り，今よりやりがいや楽しさを高めるような，ジョブ・クラフティング計画を立案します（右図）。計画立案のワークでは，グループで意見を交換する時間も設けられ，お互いの仕事のやりがいや，新たなジョブ・クラフティングのアイディアを共有することができます。最後に，何を，いつ，どこで実行するか，といった具体的なジョブ・クラフティング計画に落とし込み，カードに記入して持ち帰ります。

その後，約1カ月間の計画実行期間を経て，2回目の研修では，ジョブ・クラフティング計画の振り返りを行います。振り返りのワークでは，ジョブ・クラフティングを実行した後の気持ちの変化や，次に活かすためのポイント

II
Q & A

1
みんなで一緒に
取り組もう！
──組織アプローチ

2
一人ひとりに
働きかけよう！
──個人アプローチ

仕事の やり方への工夫	周囲の人への 働きかけの工夫	仕事の捉え方や 考え方への工夫
・朝に自分の好きな仕事をする時間を確保する ・優先順位をつけて，スケジュール管理をする	・職場の人と話す機会を増やして，仕事に関する情報を得る ・同じ立場の人に相談する	・自分の仕事の意義を見直し，ポジティブな面に注目する ・自分の仕事が社会に与える意義を考える

図　ジョブ・クラフティング計画例

を振り返ります。

　研修に実際に参加した人々からは，「忙しくて大変なときこそ，やりがいを持つことが自分にとって重要だと再認識した」という感想や，「仕事のやり方や考え方の工夫など，さまざまなジョブ・クラフティング事例をグループ内で共有できたことが良かった」という意見が寄せられています。このように，本研修では，自分の働き方を見直し，気づきを得て，新たな工夫（ジョブ・クラフティング）を取り入れる，というステップを踏みます。1人では，ジョブ・クラフティングを思いつくことが難しい人も，参加者同士で，普段の働き方やお互いのジョブ・クラフティング案を共有することで，新たなジョブ・クラフティングの気づきにつながります。

●文献

Wrzesniewski A & Dutton JE (2001) Crafting a job : Revisioning employees as active crafters of their work. Acad Manage Rev 26-2 ; 179-201.

朝，元気な人は
ワーク・エンゲイジメントが高い!?

松本悠貴

　元来，ヒトは日の出とともに目覚めて狩り（仕事）へ出て，日の入りとともに眠る生き物です。24時間型社会となった現代では夜型生活を営む人も多くなりましたが，一方で"朝活"という言葉を耳にするようになりました。朝早起きをして，仕事に役立つ活動を行う人もいれば，ジョギングやヨガを行うという人もいます。朝活をする人は朝から元気いっぱいでワーク・エンゲイジメント（WE）も高そうだ，と感じますよね。実際，それと関連した研究調査がされており，朝の回復レベルが高い人，すなわち朝しっかりと疲れがとれていて元気な人ほど，その日一日のWEが高いという結果が報告されています（Sonnentag et al., 2012）。その結果を踏まえると，朝からWEが高い状態で仕事を始めるためには「朝しっかりと疲れがとれた状態で目覚めること」がキーとなることがわかります。ではそれを実現するためには，どのような工夫が必要でしょうか。

　疲労の仕組みについて少し紐解いて見ますと，疲労とは活動を続けることで蓄積されていき，すぐには元に戻らず，きちんと取り除くためには相応の休息が必要であるという特徴があります。すなわち，朝元気いっぱいに目覚めるためには，単に早起きをすれば良いというのではなく，適切な睡眠時間をきちんと確保できていることが前提となります。朝の時間が限られている労働者にとって，夜更かしで就寝時刻を遅らせることは睡眠時間を削ることにつながります。したがって，適切な睡眠時間を確保するためには夜更かしをしないことが必須です。夜遅くなるまで眠くならないという人は，朝は朝日をしっかりと浴びる，昼間は活発に活動する，夕方以降は昼寝やうたた寝をしない，夜は間接灯で過ごすといった工夫をして，昼夜のメリハリをつけましょう。こうした工夫は体内リズムを整えるだけでなく，熟睡を促してさらに効率よく疲労を回復させることができます。

　朝早起きをして時間に余裕があると，朝食を欠いたり簡易に済ませたりせず，しっかりと摂ることができるというメリットもあります。朝食は午後までの重要なエネルギー源であり，午前中から活発に活動をするためには必要不可欠です。WEが高い状態で仕事を始めるのであれば，朝のエネルギー補給も怠らないようにしましょう。朝は食欲がないという人は，前日の夕食の時間が遅くないか，夕食後に間食を

摂っていないかなど，食事のリズムについても見直してみましょう。

●文献
Sonnentag S, Mojza EJ, Demerouti E et al.（2012）Reciprocal relations between recovery and work engagement : The moderating role of job stressors. J Appl Psychol 97-4 ; 842-853.

④

ワーク・エンゲイジメント
はここでも役立つ！

II
Q&A

第1章

WEとはなんだろう？

第2章

WEを取り入れよう！

第3章

WEを高める方法

第4章

WEはどこでも役立つ！

Q-59

企業・事業所規模によって，ワーク・エンゲイジメントの向上方策に違いはありますか？
中小企業ならではの方策や良好事例があれば，教えてください。

錦戸典子

Answer

Ⅰ　仕事の資源の3レベルから考える

　ワーク・エンゲイジメント（WE）を高めるための基本的な考え方には，大企業も中小企業も大きな違いはないと思います。WEの活力，熱意，没頭の3要素を，仕事の資源の3レベルである作業レベル，部署レベル，事業場レベルの各側面から働きかけることによって向上させることができます。

　たとえば，作業レベルで考えると，従業員個々の「コントロール（裁量度）を高め」，「役割を明確化」して「成長の機会」を感じとれるようにすることで，従業員のモチベーションが高まり，より意欲的に仕事に取り組むことができるでしょう。具体的には，個々の従業員の適性や成長度合いに合わせて，より高次の仕事に挑戦し達成感が得られるように，業務内容や責任範囲を調整していくことが必要です。

　部署レベルでは，「上司の支援」や，「リーダーシップ」「公正な態度」など，上司の要素が大きく関わってきます。「ほめてもらえる職場」であり，「失敗を認められる職場」であることも，従業員が安心して努力できる職場の重要な前提条件となります。また，上司の態度や行動をモデルに人材は育ちますので，「上司の支援」が高い職場ほど「同僚の支援」も高まることが期待できます。

　事業場レベルでは，何よりも経営者が従業員を大切にする姿勢を持ち，それを企業理念や経営方針に明示することが重要です。それらの理念・方針に基づいて，「公正な人事評価」や「変化への対応」が適切に行われることにより，従業員と「経営層との信頼関係」を築くことができます。また，従業員の「キャリア形成」の支援として，社内外のキャリア開発に役立つ教育の受講支援が非常に重要になります。たとえば，社内でのOJTや勉強会，社外研

修会の受講を奨励することなどです。

Ⅱ 中小企業はスピードと柔軟性を活かす

　このように，基本的な考え方は企業・事業場規模によらずに共通ですが，中小企業の場合は，規模が小さいことの強みを活かして，**部署レベル**や**事業場レベル**の対策を，大企業よりもスピーディかつ柔軟に行うことができます。たとえば，経営者が従業員個々と順番に昼食会をすることで，若い従業員でも経営者の考えを知り，かつ自分の考えを伝えることができ，風通しの良い職場風土の形成や信頼関係づくりに役立っている事例があります。管理監督者が部下を誘って昼食に行く費用を会社で出したり，2人以上であれば17時以降に会社の冷蔵庫のビールを自由に飲んでいいというルールを定めている会社もあります。いずれも，コミュニケーションの活性化のための施策と言えるでしょう。同僚に助けてもらった感謝の気持ちをサンキューカードなどの形で示す，従業員の誕生日には机に置かれた花瓶に職場の皆が花を一輪ずつ贈って大きな花束にする，人事評価を含む重要な事項を全員参加の会議でオープンに話し合う，という企業も見られます（新免，2015）。経営者，管理監督者，従業員の距離が近くて目が届きやすいので，日々の仕事の中で個々の従業員の長所や頑張っている点を，経営者や管理監督者がきちんと把握することができ，直接声をかけて労うことも可能です。また，「社長塾」のような形で，経営者自らが若手従業員の育成を担っている職場も見られます。

　このように，中小企業では，大企業以上に経営者の姿勢が従業員に伝わりやすく，WE向上の重要な鍵となります。規模が小さいからこその強みもありますので，それぞれの職場の状況に合わせて，できるところから取り組んでいくことをお勧めします（錦戸，2016a，2016b）。

●文献
錦戸典子（2016a）中小企業における健康経営と職場環境改善の普及推進に向けて――健康に活き活きと働ける職場を創る．産業精神保健 24-1；1-5.
錦戸典子（2016b）経営者の視点に沿った中小企業におけるメンタルヘルス対策促進手法の検討．産業精神保健 24-3；193-197.
新免玲子（2015）会社を元気にする51の「仕組み」．日本実業出版社.

II
Q&A

第1章

WEとはなんだろう？

第2章

WEを取り入れよう！

第3章

WEを高める方法

第4章

WEはここでも役立つ！

Q-60

費用をかけずにワーク・エンゲイジメント向上やポジティブメンタルヘルスに取り組みたいのですが，何から始めると良いでしょうか？

中辻めぐみ

Answer

結論から申しますと「従業員に『やればできる』ことを意識させる」「上司が部下に対し肯定的な態度で接する」「積極的に年次有給休暇を取得させる仕組を作る」をお勧めします。それぞれについて以下のとおり説明いたします。

I 従業員に『やればできる』ことを意識させる

「やればできる」，つまり自己効力感に関しては，他の著者の方も書かれていると思いますが，労務管理の中でも感じるところです。ワーク・エンゲイジメント（WE）という言葉も浸透しつつあり「やればできることを経験させると良いと言われますが，具体的にはどうしたら良いですか？」と問われることも増えてきました。スモールステップを踏ませることが大切ですが，この「目標」の立て方が少々大きいようにも感じます。人事評価制度の中に目標設定を取り入れている企業もあると思いますが，それよりももっと小さな目標をイメージすると良いかもしれません。たとえば「苦手だと思っていた取引先とうまく関係性を構築できた」「社内のプレゼン資料をうまくまとめることができた」，そんな日々の業務の中で「できた」ことに目を向けることを意識させることから始めてみてはいかがでしょうか？ しかし自分では，なかなか気づけないものです。

II 上司が部下に対し肯定的な態度で接すること

そのためには上司が部下の「できている」ことに着目をし，それを言語化することが大切です。「取引先との関係が良好になってきたね。私は君の真摯な対応が先方に届いたんじゃないかと思うんだよね」「このプレゼン資料は，よく工夫されているね。私は君がこの案件に対して，熱心に学んできた成果が表れていると感じるよ」など肯定的な視点を持って接するのです。表面上の言葉では，通じるどころか，かえって「操作」されているようで不信感を

抱いてしまいます。しかし相手を肯定的に見て，具体的な言葉と上司として俯瞰した視点で見たときに感じる言葉を付け加えることで，部下は「今，自分がやっていることが意味のあるものなのだ」と気づくことができるのです。ここで自己効力感が芽生えてきます。さらに次のステップを踏んだときも，同じように上司からこのような言葉がかけられれば，WEの向上につながっていきます。ただし，ただ褒めるだけでなく注意すべきときは注意します。その際には感情的にならずに「どうしたら部下が今より成長できるのか」，その思いから発するようにします。バランスを保ちながら良い関係性を構築していきましょう。

Ⅲ 労務管理の中でWEを高める

　先ほどは，上司が部下に対してどのような態度で接するかということをお伝えしました。同時に労務管理の徹底を行うことも重要です。自己効力感を高めても職場の中でハラスメントが横行していたり，過労死ラインと呼ばれるような働き方をしていれば，心身ともにいずれは何らかの不調を起こすことは目に見えています。

　そこで，ハラスメント予防や長時間労働の削減に向けた取り組みも同時に行って頂きたいと思います。そのためには会社全体で，ハラスメント防止のための教育や相談窓口の設置などの仕組みづくり，日々の労働時間の管理の徹底や36協定の厳守，生産性の高い働き方へのシフト転換などのために仕組みづくりを行いましょう。

　職場環境に問題がない場合（それが一番，理想です！）も，毎日働いていると少しずつ疲労が溜まってきます。そうするとやはり体調面や心理面に悪影響が出てきます。そのため積極的に年次有給休暇（年休）の取得促進を行いましょう。もともと年休は「よく休んで，よく働く」という位置づけです。職場の中で，年休取得予定表などを作成し，皆が気持ち良く年休を取得できるような仕組みを作りましょう。すでに職場に制度がある企業の場合，全員が取得できているか確認すると良いです。取得しない人はもしかしたらワーカホリック状態になっているかもしれません。

II
Q & A

第1章

WEとはなんだろう？

第2章

WEを取り入れよう！

第3章

WEを高める方法

第4章

WEはここでも役立つ！

採用選考時に，どうすればワーク・エンゲイジメントの高い人を選抜できますか？

西川あゆみ

[Answer]

　どのような組織にも「採用」というプロセスがあります。採用活動を行うとき，「できるだけ良い人材を見分ける力を身につけたい」と思うのは自然なことです。そのため採用時には，どうしても人が人を選ぶというパワーバランスが生じてしまいます。この力関係を乱用しないよう意識して，採用面接に向き合っていただきたいと思います。

Step1　採用ニーズの整理

　採用選考において良い人材を選抜したいのは，どのような会社，業種でも重要なテーマです。ここでは「ワーク・エンゲイジメント（WE）が高い人」の選抜方法を考えるのですが，どのような人材がWEが高い人かイメージしてください。たとえば下記のような項目でしょうか。

- やる気のある人
- 結果を出せる人
- 折れない人
- 仕事ができる人
- 活力のある人

　いざ採用活動となると希望は膨らむものの，実際に求人を出してみると，労働市場動向，予算，求人倍率などが応募者数に影響することがわかります。そのような状況の中で選考する側が大事にしたいのは自社の企業風土，職場文化，職種にあった人物像の描写ができているかです。その描写は「毎朝はっきりと挨拶ができる」「相手の目を見て話ができる」などの具体的な行動レベルで整理できているほうがいいです。良い人材像が精緻に整理できると採用広告を作成するときにも効果的な候補者母集団形成の助けになります。

　日頃，現場と部下の観察をしているとはっきり整理できますが，物理的に

部下が遠方で働いているなどの場合はこの整理が難しく感じることがあります。いずれにしても，自社で活躍している人はどんな行動をしているかが整理できていることが重要です。なぜなら良い候補者とは，企業側が期待する行動をしてくれる人だからです。期待する内容は会社ごとに違いますので，定義しない限り漠然と「良さそうな人」を探し続けることになります。

Step2　採用面接の戦略を決める

　数回の面接で聞き取れる情報量から将来的にいい仕事をしてくれるか予測を立てるのは，心理テストを駆使する予算と時間があったとしても妥当性は55％程度です。「この人はうちの会社に来ても大丈夫だ」という判断はむしろ社内の複数のメンバーの経験値をベースに判断するほうが失敗が少ないと思います。意外なのですが「この人は自社で活躍しそうにない」という印象の妥当性は高いのです。

　そして，WEの視点では燃え尽きそうな人はできるだけ採用したくないという発想から，見るからに活力のある人材を選抜するアプローチとして下記の観察項目を紹介します。雑談や質問から下記の状態を裏づけるような発言を整理するのもひとつの手法です。

　　1）明るく，元気で，喜怒哀楽を適度に表出する
　　2）仕事や遊び（趣味）を楽しんでいる
　　3）人間や社会が面白いと思っている
　　4）達成可能な現実的な目標を持っている
　　5）アドリブがきく
　　6）自分を客観的に見る力がある

● 文献

Bray DW, Campbell RJ & Grant DL (1974) Formative Years in Business : A Long-term AT&T Study of Managerial Lives. New York : Wiley.

Gordon WA (1954/1979) Gordon Allport Nature of Prejudice. Boston : Addison-Wesley. (ISBN 0-201-00178-0)（参考動画（英語）（https://www.youtube.com/watch?v=9mGxJkFVQpI [2018年6月11日閲覧])

清水祐三 (2003) 逆面接．東京経済新報社．

II
Q&A

第1章

WEとはなんだろう？

第2章

WEを取り入れよう！

第3章

WEを高める方法

第4章

WEはここでも役立つ！

Q-62

採用難や離職など人手不足に悩んでいます。人材の確保・定着に
つながるワーク・エンゲイジメントの高め方を教えてください。

平松利麻

Answer

I　WE向上のカギを握るのは「上司」

　今や有効求人倍率が遂にバブル絶頂期を超える状況となるなど，"超"採用難の時代に突入しました。深刻な人材不足によるサービスの低下や，経営そのものに支障をきたすケースも増えており，これからは安定的な人材の確保の実現が経営戦略の柱のひとつになるといえます。

　ところで，ワーク・エンゲイジメント（WE）と人材の確保・定着にはどんな関係があるのでしょうか。川上ほか（2012）によると，WEを高めることは，人材の確保・定着を実現につながるとしています。では，人材確保・定着につながるWEの高め方とはどういったものでしょうか。実はそのカギを握るのは「上司」なのです（右図参照）。

II　部下のWEに影響を与える上司の行動

　まずWEを高める要素を，仕事に由来するもの（仕事の資源）と従業員個人に由来するもの（個人の資源）に分類します。そうすると，多くの要素が「仕事の資源」に分類されます。これらの要素は，特に上司の行動によって増減するのが特徴だといえるでしょう。

　たとえば，直接的なサポート（上司のサポート）はもちろん，部下に対して仕事の裁量権を与えたり，パフォーマンスについて「良かったよ」とフィードバックしたり，単に答えを教えるのではなく自分自身で答えにたどり着けるよう導いたり（コーチング），さまざまな課題にチャレンジできるよう環境を整えたり（課題の多様性），OJT（On the Job Training）やOFF-JT（Off the Job Training）などの機会（トレーニングの機会）を与えたりしてくれる上司がいれば，従業員のWEが高まります。

　また，自分には仕事を成し遂げる力があるという実感を示す「自己効力感」

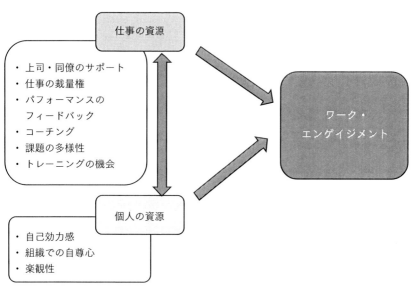

図　ワーク・エンゲイジメント向上のカギは「上司」（島津（2009）を改変）

や，自分は組織の中で役に立つ人間だという自己評価である「組織での自尊心」など，個人の資源とされている要素も，上司がパフォーマンスについて適切なフィードバックをするなど，仕事の資源に属する要素を高める行動をとることによって，相互作用で高めることができるのです。

　上司がこれら部下のWEを高める行動を適切な量・質・タイミングで実施できるようにするためには，管理職研修などでマネジメントスキルを高める機会を与えたり，人事評価制度を整備した上で考課者訓練などを行い適切な評価とフィードバックをできるようにしたりすることなどの方法が挙げられます。

●文献
川上憲人　主任研究（2012）厚生労働省厚生労働科学研究費補助金労働安全衛生総合研究事業「労働者のメンタルヘルス不調の第一次予防の浸透手法に関する調査研究」平成23年度総括・分担研究報告書.
島津明人（2009）職場のポジティブ心理学──ワーク・エンゲイジメントの視点から. 産業ストレス研究 16 ; 131-138.

II
Q&A

第1章

WEとはなんだろう？

第2章

WEを取り入れよう！

第3章

WEを高める方法

第4章

WEはここでも役立つ！

Q-63 若者に仕事への興味や関心，熱意を持ってもらうにはどうすれば良いですか？

大庭さよ

Answer

Ⅰ 上司や同僚のサポートがポイント

若者が仕事への興味や関心，熱意を持って働くためには，所属する組織への適応が不可欠です。若手社員がどのように組織に適応していくかは「組織社会化」と言われ，研究されています。「組織社会化」とは，個人が組織の文化や価値を受容共有し，適応していく社会化のプロセスを指します。組織社会化研究において，「不確実性低減理論」と呼ばれているものがあり，若手従業員を取り巻く不確実さが減ると若手従業員は意欲的に仕事に取り組み，組織に適応していく，と考えられています（Morrison, 1993）。

竹内・田邉（2016）は，「不確実性の除去」が若手従業員の適応のキーワードであり，彼らは社会人として「何をしたら良いのかわからない」さらに「どのように行えば良いのかわからない」という2つの不確実性を抱えていると述べています。そして，その不確実性を低減し，仕事に前向きに取り組んでいくためには，上司や同僚のサポートが得られているかどうかがポイントになっていることを実証研究により示しています。すなわち，若年層従業員が仕事に熱意をもって前向きに取り組んでいくためには，彼らの抱える不確実性を低減できるような上司や同僚といった職場のメンバーの働きかけが大事であるといえるでしょう。

Ⅱ 不確実性を低減させる働きかけ

では，どのような働きかけ，サポートが若年層従業員の不確実性を低減させ，仕事に前向きに取り組むことを可能にするのでしょうか。第一に，「何をしたら良いのかわからない」という不確実性を低減するためには，彼らの組織の中での果たすべき役割を明確にすることが必要です。その際には，彼らに要求される役割が葛藤を生じないように職場のメンバー間でのコミュニケー

ション，共通認識が前提となります。さらに「どのように行えば良いのかわからない」という不確実性を低減するためには，彼らの仕事の意義，目的，見通しを説明する必要があります。そもそも彼らに課された役割は組織の中でどのような意義があるのか，それが今後の彼らのキャリアにどのようにつながっていくのか，見通しを持たせることが肝要です。そして，業務を遂行するために必要なスキルなどの教育を行っていくことも必要でしょう。

このような上司や同僚による働きかけやサポートは，不確実性を低減するだけでなく，若手従業員たちの自己効力感を上げていくことにもつながります。自己効力感とは自分が適切な行動をできるかどうか，という予期であり，ワーク・エンゲイジメントを規定する個人資源のひとつであると同時に，若年層のキャリア発達を促進する要因であることが研究により示されています。自己効力感は，遂行行動の達成，代理経験，言語的説得，情動喚起の4つの情報源に基づいています。若手従業員が仕事を通して達成経験を積み重ねていけるよう業務をアサインし，その達成状況をフィードバックしていくこと（遂行行動の達成，言語的説得）が上司には求められるでしょう。また，上司や同僚たちが意欲的に仕事を遂行する様子を観察することにより，「同じように自分も仕事を遂行できるだろう」という自己効力感を高めていくこともできるでしょう。

●文献

Morrison EW (1993) Longitudinal study of the effect of information seeking on newcomer socialization. J Appl Psychol 78 ; 173-183.
竹内倫和, 田邊泰子 (2016) 不安の除去と職場のサポートがカギ──若手社員の意欲を高める「組織社会化」のアプローチ. 人材教育 28-4 ; 30-33.

II
Q&A

第1章
WEとはなんだろう？

第2章
WEを取り入れよう！

第3章
WEを高める方法

第4章
WEはここでも役立つ！

Q-64 精神障害者の方のワーク・エンゲイジメントを高めるには，何に気をつければ良いですか？

西　大輔

Answer

2018年4月1日から，障害者雇用義務の対象として，これまでの身体障害者，知的障害者に精神障害者が加わりました。精神障害者の雇用はまだまだ進んでいませんが，一方で精神障害者を新たに雇用する企業も少しずつ増えてきていると思います。

精神障害者のワーク・エンゲイジメント（WE）に関する研究はまだあまり行われておらず，確立したエビデンスもありませんが，ここでは精神障害者の就労支援に実績のあるNPOや自治体の取り組みを参考にして（成澤，2018；川崎市，HP），仕事の資源と個人の資源をどのように高めれば良いかを考えたいと思います。

I　仕事の資源を高める

まず仕事の資源を高めるという観点からは，事業場レベルや部署レベルでの周囲の理解と，作業レベルでの業務の切り出しが重要になると考えられます。「周囲の理解」とは，本人の苦手なところだけでなく，得意なところやできることへの理解も含まれます。その理解に基づいて，曖昧な指示では理解が難しい方にはマニュアルを作成したり，実際にやっているところを見せて指導したり，といった対策を考えていくことができます。

本人にできる業務を切り出すことに関する具体例としては，たとえばマルチタスクが苦手だけれど1つのことに対する集中力が高い方に，企業の口コミ情報の確認をする「インターネット上のパトロール業務」という業務を切り出す，といった事例があります（成澤，2018）。こういった方には，文字の校正や集計作業，ホームページの管理なども向いているかもしれません。

II 個人の資源を高める

　次に個人の資源の観点から考えてみましょう。精神障害を持つ就労者に
とってまず大切になるのは，生活リズムを作って勤怠を安定させることです。
また，自分の調子の良さ・悪さはどんなサインからわかるか，どんなことが
調子を悪化させる引き金になりやすいか，どんな対処法で楽になるかは人そ
れぞれ違います。そういったことを理解して，いわば「自分の取扱説明書」
のようなものを作ることができれば，セルフケアにも職場への説明の際にも
役立ちます。「自分の取扱説明書」のようなものを作る上では，川崎市の就労
定着プログラム「K-STEP」で使われている資料が，とても参考になると思い
ます（川崎市，HP）。

　また，仕事の資源で紹介した内容と重なりますが，自分の苦手なところだ
けでなく，自分の得意なことは何かを自覚することも大切です。個人の資源
で重要とされる「自己効力感」は，得意な部分を活かして組織に貢献する経
験を通して最も高まっていくと考えられます。

　雇用そのものが十分に進んでいない状況でWEについて考えるのは少し気
が早いと思われる向きもありますが，雇用後の定着をどのように高めていく
かを精神障害者と企業の両方の立場から考えていくと，それは精神障害者の
WE向上へとつながっていくのではないかと考えられます。

● 文献

川崎市．障害のある方の「働くしあわせ」の実現を目指すK-STEPプロジェクト．（http://www.
　city.kawasaki.jp/350/page/0000065084.html［2018年6月1日閲覧]）
成澤俊輔（2018）大丈夫，働けます．ポプラ社．

II
Q & A

第1章

W
Eとはなんだろう？

第2章

W
Eを取り入れよう！

第3章

W
Eを高める方法

第4章

W
Eはここでも役立つ！

Q-65 治療（症状の回復）にワーク・エンゲイジメントはどのような関係があるのでしょうか？

原 雄二郎

Answer

　病状の重症度は「活力」と負の関係があることがわかっています。以下に詳細を説明します。

Ⅰ　WEの3つの要素と病状の重症度の関係について

　ワーク・エンゲイジメント（WE）は，一般的には，通常に働いている人々の心身の健康やパフォーマンス向上といった文脈で語られることが多いと思います。その一方で，すでに何らかの精神疾患にかかってしまった人々が治療を受けながら勤務を継続したり，復職したりということも現実の職場では，日々，生じていることですから，このような人々の病状とWEの関係は大切な視点です。WEは，「活力」「熱意」「没頭」の要素からなっていますが，Villotti et al.（2014）によると，そのうちの「活力」と病状に負の相関関係があることが明らかとなりました（右図）。つまり，症状が重ければ重いほど，活力が低いということです。逆に言うと，病状の回復が不十分で症状が重い状態で仕事をすると，WEが上がらない可能性が高いと言えます。この調査では，病状の重症度は「活力」以外の要素とは有意な相関関係は得られませんでした。

Ⅱ　WEの3つの要素に関連する要因とは

　同じ調査（Villotti et al., 2014）では，病状以外の要因とWEの関係も調査されました。その結果，「同僚や上司からのサポート」「仕事に対する自己効力感（自信）」がWEの各要素と関係があることが明らかになりました（右図）。

　「同僚や上司からのサポート」は，WEの「熱意」「没頭」の要素と，「仕事に対する自己効力感」はWEの「活力」「熱意」「没頭」，すべての要素と正の相関があったのです。つまり，同僚や上司がサポートすることで，熱意を持って仕事に没頭する状態に導くことができる可能性があります。また，仕事に

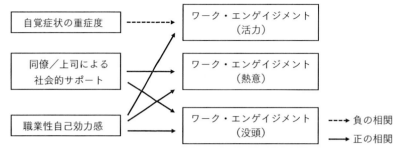

図　WEの3つの要素と自覚症状，サポート，自己肯定感との関連
（Villotti et al.（2014）を改変）

対する自己効力感，すなわち，「この仕事はできそうだ！」という感覚を養うこと，あるいは周囲が導くことで，WEを上げることができるかもしれません。より具体的には，仕事のスキル向上，あるいは，スモールステップでの復職後の業務付与を計画する，上司ができていることを承認することで自信をつけさせる，などの方法が考えられます。

　以上のように，WEの観点からは，すでに精神疾患にかかっている人の就業は，十分な病状の改善の上で行うことが望ましく，また，上司や同僚によるサポートや仕事に対する自信を維持・向上するような働きかけが大切だと言えます。

●文献

Villotti P, Balducci C, Zaniboni S et al. (2014) An analysis of work engagement among workers with mental disorders recently integrated to work. J Career Assess 22 ; 18-27.

II
Q & A

第1章

WEとはなんだろう？

第2章

WEを取り入れよう！

第3章

WEを高める方法

第4章

WEはここでも役立つ！

Q-66

復職時に行うリワークプログラムの中でワーク・エンゲイジメントを高める取り組みはありますか？

有馬秀晃

Answer

I　職場復帰支援のための「リワークプログラム」とは

医療機関で行われるリワークプログラムとは，主としてうつ病などの気分障害に罹って働けなくなり休業した労働者向けに，「病状を回復・安定させること」，「復職準備性を向上させること」および「再発防止のためのセルフケア能力を向上させること」の3つを目的とし，診療報酬の枠組み（多くは「精神科デイケア」で，一部「ショートケア」「作業療法」「集団精神療法」等）で提供される集団リハビリプログラムです（有馬, 2010）。また，これらの目的を可能にするためにリワークプログラムが備えるべき要素としては，以下の4つが不可欠です（有馬, 2010）。

- 通勤を模倣して定期的に通所できる場所
- 厳しめのルールのもとで空間的・時間的に拘束させる枠組み・日課
- 一定のノルマがある作業プログラム
- 再発予防のセルフケアにつながる心理教育プログラム

II　リワークの目標

欧州，とくにオランダでは労働者の復職を支援する類似の取り組みがなされていますが，その一番の目的は「復職までの期間短縮（部分的な復職も含め）」にあります。これに対して，わが国のリワークプログラムは，単に復職を成功させるだけではなく「復職後の就労継続（再発・再休職予防）」を一番の目的としています（有馬, 2015）。

リワークでの再発予防の取り組みは，心理教育（CBT，アサーティブネスなど）や内省プログラム（振り返り，自己分析）などを通じて行われ，総仕上げとして「レポート（自分の仕様書）」を作成する流れとなっています。うつ病などの気分障害で休業に至った方の背景には，仕事の量や質，厳しい人間関

係のストレスなどの外的要因だけではなく，置かれた環境に適応できなかったという本人要因が必ずあります。したがって，復職後の再発・再休職の予防のためには，リワークを通じて適応的自己の確立が不可欠と考えられ，そのためには「働き方の見直し」や「キャリアの再構築」などの取り組みが必要であり，筆者のクリニックではその一環としてワーク・エンゲイジメント（WE）教育に力を入れています。

Ⅲ　リワークでのWE（Schaufeli & Dijkstra, 2010）

　一般に，リワークプログラムの参加者は，病前は過剰負担から疲労と極度の消耗をきたし，周囲から孤立してしまうような「バーンアウト」の状態にあることが多いようです。その一方，リワークを卒業して復職したばかりの者は，配慮されるあまり極端に仕事が少なく退屈で，休んでいた分を取り戻そうと焦ったり苛立ちが生じたりする「ボアアウト」の状態に陥ることが多い傾向があります。

　そこで，リワークではこのような過去にきたした「バーンアウト」と復職後に直面するであろう「ボアアウト」について十分に教育するとともに，どのようにしてWE高く仕事に取り組めるかをアドバイスしています。

　具体的には，振り返りプログラムにおいては，参加者同士で話し合ったり，自分の仕事を別の見方で捉えたりするピアカウンセリングの手法により自身のストレスの原因について理解を深める訓練を行います。また，それに先立って自分の仕事の価値を見出すために価値分析のような演習も行います。さらに，ロールプレイを通じて，適切に自分の意見を述べる方法（アサーティブネス）を学びます。このような治療グループは凝集性が高く，お互いに助け合い認め合うような機能も有します。このようにしてWEを高める方法を習得し，復職後に実践してもらうのです。

● 文献

有馬秀晃（2010）職場復帰をいかに支えるか——リワークプログラムを通じた復職支援の取り組み．日本労働研究雑誌 601；74-85.

有馬秀晃（2015）うつ病リワーク研究会の国内での実績及びオランダの復職支援との比較考察．産業ストレス研究 22；249-254.

Schaufeli WB & Dijkstra P (2010) Bevlogen aan het werk. Van Heemstraweg : Thema-Uitge-verij.（島津明人，佐藤美奈子 訳（2012）ワーク・エンゲイジメント入門．星和書店）

II
Q&A

第1章

WEとはなんだろう？

第2章

WEを取り入れよう！

第3章

WEを高める方法

第4章

WEはここでも役立つ！

Q-67 治療と仕事の両立支援を進める上で，ワーク・エンゲイジメントの概念はどのように活用できますか？

江口 尚

Answer

I 治療と仕事の両立支援

　治療と仕事の両立支援（両立支援）については，2008年頃からがん分野を中心に関心が高まり始めました。その流れは，徐々に強まり，2016年2月の厚生労働省からの「治療と職業生活の両立支援ガイドライン」の公表に続き，2017年3月に働き方改革実現会議で決定された働き方改革実行計画では，治療と仕事の両立に向けたトライアングル型支援の推進が明記され，両立支援コーディネーターの育成とその数値目標が盛り込まれました。この流れの中で，両立支援に関しては多くの研究（これからの治療と就業生活の両立支援を考える研究会，HP）が行われ，社会的な関心を高めるための意識啓発，体制整備，ツールの開発，モデル事業が実施され，多くの知見が得られました。また，対象疾患もがんだけではなく，その他の疾患についても，がん分野での知見を取り込む形で研究が進められてきました。最近では，一定の治療を終えて，復職後に，メンタルヘルス不調をきたし，退職してしまうケースを予防するための心理的なサポートにも関心が高まっています。

II 両立支援におけるワーク・エンゲイジメント（WE）の活用

　両立支援が必要か，不要かにかかわらず，労働者が前向きに仕事をすることは重要です。そのためには，仕事の資源をいかに充実させるかがカギとなります。企業として，両立支援に積極的に取り組む姿勢は，WEを高める仕事の資源である従業員の経営者への信頼感を醸成することや，上司や同僚のサポートを生じさせる可能性があります。これは，両立支援の必要，不要にかかわらず，従業員のWEを高めることにつながると考えられます。両立支援が必要な労働者は，治療中は，残業や休日出勤の禁止など，一定の就業制限が必要な状況での就労になります。今後，企業にとって両立支援は，単に

仕事を継続させれば十分ということではなく，当該労働者の意向も踏まえた上で，納得して仕事をしてもらうという視点が重要になってきます。治療と仕事の両立をするにあたって，両立支援が必要ではない健常な労働者と比べて，両立支援が必要な労働者は仕事についての考え方がより多様である可能性があります。仕事は最低限にして治療に臨みたいという労働者もいれば，できるだけ治療のことを仕事に影響させずに働きたいという労働者もいるかもしれません。そのため，より本人の意向を聴取することが重要だと思います。そういったときに，本人のWEを高めるという視点ではなく，本人にとって働きやすい環境を作るという視点で，仕事の資源を整えることができれば，両立支援が必要な労働者が，自分にできる範囲で，自分の納得できる働き方ができるのではないでしょうか。両立支援を進めるにあたって，そういった視点を持つことにWEの考え方は役立つでしょう。

III　ジョブ・クラフティングという考え方

　WEを高める労働者の行動として，ジョブ・クラフティングという考え方があります。ジョブ・クラフティングとは，自分が働きやすい環境を主体的に形成していく労働者の行動です。たとえば，上司に自分からフィードバックを求めたり，気難しい同僚とは距離を置いたり，といったことがあります。両立支援を進める上で，職場環境や職場風土に対しては，労働者は受動的に対応をしがちです。両立支援を，受動的にではなく，能動的に進めていくヒントとして，ジョブ・クラフティングの視点は重要ですし，ジョブ・クラフティングを高めることがWEの向上にもつながり，両立支援が必要な労働者がいきいきと働く一助になるかもしれません。

IV　今後の展望

　今後，治療と仕事だけではなく，介護や育児，高齢化など働き方に制約のある労働者が増えてきます。単にWEを高めるという視点では，働き方に制約のある方々が無理をしてしまうことになるかもしれません。その点は十分に留意する必要がありますが，そういった方々も納得できる働き方ができるよう，その環境を整えるための視点として，仕事の資源の充実化の視点を持つことが大切だと思います。

●文献

Eguchi H, Shimazu A, Bakker AB et al. (2016) Validation of the Japanese version of the job crafting scale. J Occup Health 58-3 ; 231-240.

厚生労働省 (2016) 事業場における治療と職業生活の両立支援のためのガイドライン．(https://www.mhlw.go.jp/file/06-Seisakujouhou-11200000-Roudoukijunkyoku/0000198758.pdf [2018年9月27日閲覧])

これからの治療と就業生活の両立支援を考える研究会HP (http://www.med.kitasato-u.ac.jp/~publichealth/bs/ [2018年9月27日閲覧])

執筆者一覧［五十音順］

浅野健一郎　｜あさの けんいちろう［株式会社フジクラ］

荒川 豊　｜あらかわ ゆたか［奈良先端科学技術大学院大学］

有馬秀晃　｜ありま ひであき［品川駅前メンタルクリニック］

池田 浩　｜いけだ ひろし［九州大学大学院人間環境学研究院］

石井香織　｜いしい かおり［早稲田大学スポーツ科学学術院］

市川佳居　｜いちかわ かおる 編集

稲水伸行　｜いなみず のぶゆき［東京大学大学院経済学研究科］

井上彰臣　｜いのうえ あきおみ［北里大学医学部公衆衛生学単位］

今村幸太郎　｜いまむら こうたろう
［東京大学大学院医学系研究科公共健康医学専攻精神保健学分野］

江口 尚　｜えぐち ひさし 編集

大塚泰正　｜おおつか やすまさ 編集

大野正勝　｜おおの まさかつ［南カリフォルニア大学］

大庭さよ　｜おおば さよ［医療法人社団弘冨会神田東クリニック／MPSセンター］

小田原幸　｜おだわら みゆき［北里大学一般教育部人間科学教育センター］

小原美樹　｜おはら みき［医療法人社団弘冨会神田東クリニック／MPSセンター］

北居 明　｜きたい あきら［甲南大学経営学部］

久保智英　｜くぼ ともひで
［独立行政法人労働者健康安全機構労働安全衛生総合研究所産業ストレス研究グループ］

窪田和巳　｜くぼた かずみ［横浜市立大学医学部臨床統計学］

小林由佳　｜こばやし ゆか
［本田技研工業株式会社人事部人事課全社メンタルヘルス推進チーム］

櫻谷あすか　｜さくらや あすか
［東京大学大学院医学系研究科健康科学・看護学専攻精神保健学分野］

澤田宇多子　｜さわだ うたこ
［東京大学大学院医学系研究科健康科学・看護学専攻精神看護学分野］

島津明人　｜しまず あきひと 編集代表

島田恭子　｜しまだ きょうこ［東洋大学21世紀ヒューマン・インタラクション・リサーチ・センター／北里大学一般教育部人間科学教育センター］

関屋裕希　｜せきや ゆき［東京大学大学院医学系研究科精神保健学分野］

宗 未来　｜そう みらい［東京歯科大学市川総合病院精神科］

種市康太郎　｜たねいち こうたろう 編集

外山浩之 ┃ とやま ひろゆき [タンペレ大学社会科学部]

中辻めぐみ ┃ なかつじ めぐみ [社会保険労務士法人中村・中辻事務所]

永野惣一 ┃ ながの そういち [筑波大学大学院人間総合科学研究科生涯発達科学専攻]

長見まき子 ┃ ながみ まきこ [関西福祉科学大学健康福祉学部／EAP研究所]

西 大輔 ┃ にし だいすけ 編集

西川あゆみ ┃ にしかわ あゆみ [一般社団法人国際EAP協会日本支部]

錦戸典子 ┃ にしきと のりこ 編集

花里真道 ┃ はなざと まさみち [千葉大学予防医学センター健康都市・空間デザイン学分野]

原雄二郎 ┃ はら ゆうじろう 編集

平松利麻 ┃ ひらまつりま 編集

古井祐司 ┃ ふるい ゆうじ [東京大学政策ビジョン研究センター]

松本悠貴 ┃ まつもと ゆうき [国立精神・神経医療研究センター精神保健研究所]

宮中大介 ┃ みやなか だいすけ [株式会社ベターオプションズ]

森口次郎 ┃ もりぐち じろう [一般財団法人京都工場保健会]

湯佐真由美 ┃ ゆさ まゆみ [一般社団法人国際EAP協会日本支部]

渡辺和広 ┃ わたなべ かずひろ [東京大学大学院医学系研究科精神保健学分野]

編集代表

島津明人 | しまず あきひと

北里大学一般教育部人間教育科学センター 教授

1969年，福井県福井市生まれ。早稲田大学第一文学部，同大学院文学研究科修了。博士（文学），臨床心理士。早稲田大学助手，広島大学専任講師，同助教授，ユトレヒト大学客員研究員，東京大学大学院医学系研究科精神保健学分野准教授等を経て，2017年より現職。専攻は精神保健学，産業保健心理学。

主な著書に『ワーク・エンゲイジメント ── ポジティブメンタルヘルスで活力ある毎日を』（労働調査会），『職場のポジティブメンタルヘルス ── 現場で活かせる最新理論』（誠信書房），『職場のポジティブメンタルヘルス2 ── 科学的根拠に基づくマネジメントの実践』（誠信書房），『産業保健スタッフのためのセルフケア支援マニュアル ── ストレスチェックと連動した相談の進め方』（誠信書房）など。

編集者一覧［五十音順］

市川佳居 ｜いちかわ かおる
［レジリエ研究所株式会社／一般社団法人国際EAP協会日本支部］

江口 尚 ｜えぐち ひさし［北里大学医学部公衆衛生学単位］

大塚泰正 ｜おおつか やすまさ［筑波大学人間系心理学域］

種市康太郎 ｜たねいち こうたろう［桜美林大学心理・教育学系］

西 大輔 ｜にし だいすけ［東京大学大学院医学系研究科精神保健学分野］

錦戸典子 ｜にしきと のりこ［東海大学医学部看護学科］

原雄二郎 ｜はら ゆうじろう［株式会社Ds's（ディーズ）メンタルヘルス・ラボ］

平松利麻 ｜ひらまつりま
［トラヴェシア社会保険労務士事務所／北里大学一般教育部人間科学教育センター］

Q&Aで学ぶ
ワーク・エンゲイジメント
できる職場のつくりかた

2018年12月10日　印刷
2018年12月20日　発行

編集代表者───島津明人
編集者─────市川佳居　　江口 尚　　大塚泰正
　　　　　　　種市康太郎　西 大輔　　錦戸典子
　　　　　　　原雄二郎　　平松利麻
発行者─────立石正信
発行所─────株式会社 金剛出版
　　　　　　　〒112-0005 東京都文京区水道1-5-16
　　　　　　　電話 03-3815-6661
　　　　　　　振替 00120-6-34848

装幀◉永松大剛
組版◉石倉康次
印刷・製本◉三報社印刷

Q&Aで学ぶ
ワーク・エンゲイジメント
できる職場のつくりかた

2023年7月20日　オンデマンド版発行

編集代表者	島津明人
編集者	市川佳居　江口 尚　大塚泰正 種市康太郎　西 大輔　錦戸典子 原雄二郎　平松利麻
発行者	立石正信

発行所　株式会社 金剛出版　〒112-0005　東京都文京区水道1-5-16
tel. 03-3815-6661　fax. 03-3818-6848　http://kongoshuppan.co.jp

印刷・製本　株式会社デジタルパブリッシングサービス
https://d-pub.sakura.ne.jp　　　　　　　　　　　　　　　AM036

ISBN978-4-7724-9054-2　C3011　Printed in Japan © 2023